主 编 陈士林 中国医学科学院药用植物研究所

林余霖 中国医学科学院药用植物研究所

中国药材图鉴

Chinese Medicinal Herbs

中药材及混伪品鉴别

第 二 卷

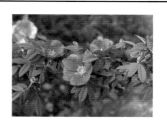

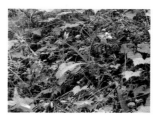

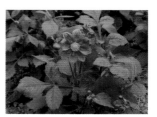

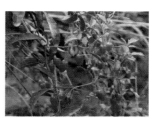

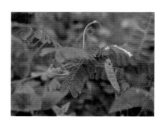

中医古籍出版社

目 录

contents

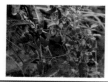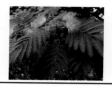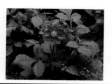

本 卷 目 录

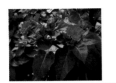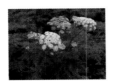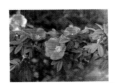

目录
contents

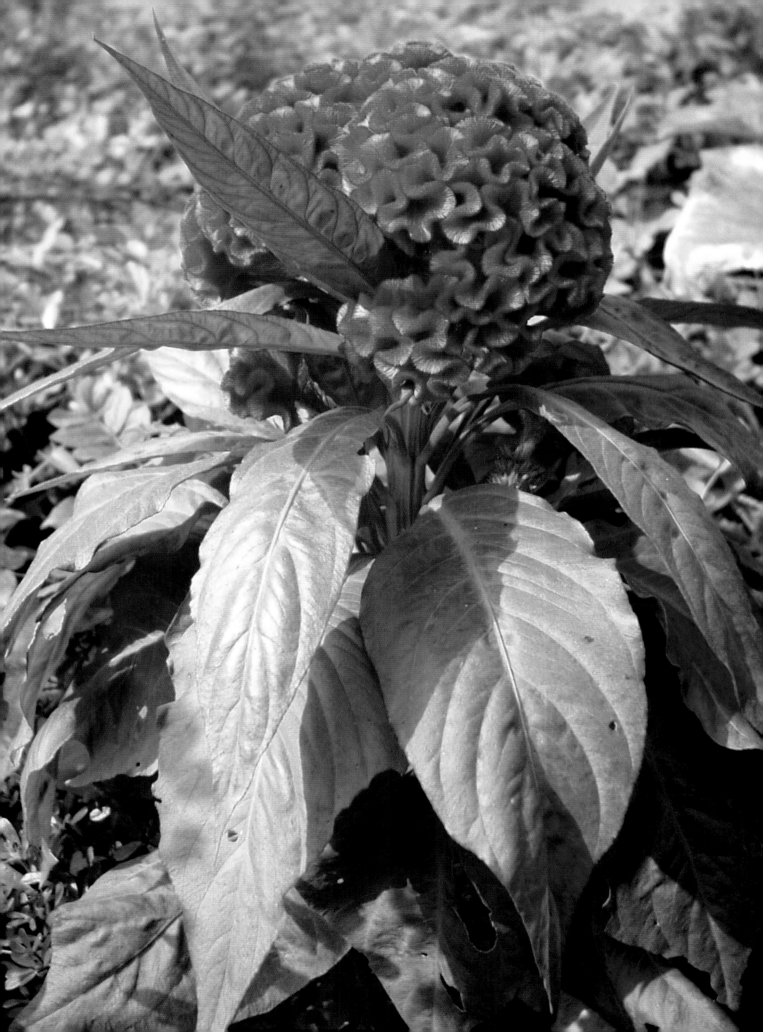

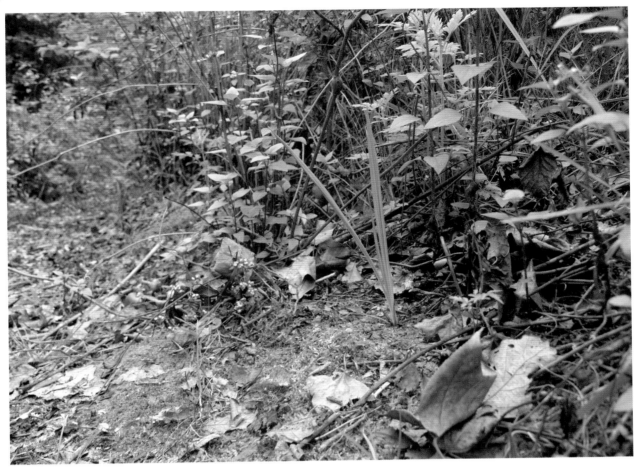

仙茅生境 *Curculigo orchioides*

仙茅

仙茅 Xianmao

⊙ 来源

仙茅为仙茅科(Hypoxidaceae)植物仙茅的干燥根茎。

⊙ 原植物

仙茅 Curculigo orchioides Gaertn.

多年生草本，高10~40cm。根茎向下直生，圆柱形，长达30cm，粗约1cm，肉质，外皮褐色；须根常丛生，两端细，中间粗，长达6cm，肉质，具环状横纹。地上茎不明显。叶基生，3~6枚，披针形，长10~30cm，宽0.1~2.5cm，先端渐尖，基部下延成柄，柄基部扩大成鞘状，叶脉明显，两面疏生长柔毛，后渐光滑。花葶极短，隐藏于叶鞘内；花杂性、上部为雄花，下部为两性花；苞片披针形，膜质，被长柔毛；花黄色，直径约1cm，下部花筒线形，长约2.5cm，上部6裂，裂片披针形，长8~12mm，被长柔毛；雄蕊6枚，子房下位，被长柔毛，花柱细长，柱头棒状。浆果长矩圆形，稍肉质，长约1.2cm，先端宿存有细长的花被筒，呈喙状，被长柔毛。种子稍呈球形，亮黑色，有喙，表面有波状沟纹。

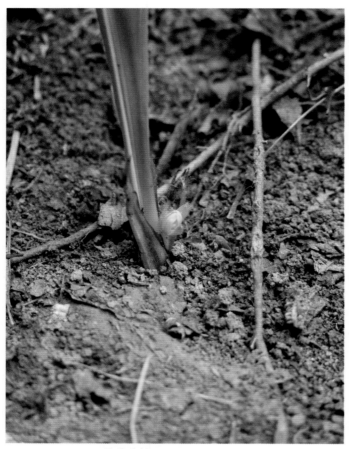

仙茅花株 *Curculigo orchioides*

⊙ 生境分布

生于海拔1600m的林下草地或荒坡上。分布于浙江、福建、江西、台湾、湖南、湖北、广东、广西、四川、贵州、云南等省区。

⊙ 采收加工

秋冬两季采挖，除去根头及须根，洗净，干燥。

⊙ 药材性状

根茎呈圆柱形，略弯曲，长3～10cm，直径0.4～0.8cm，黑褐色或棕褐色，粗糙，有纵沟及横皱纹与细孔状的粗根痕。质硬脆，易折断，断面平坦略呈角质状，淡褐色或棕褐色，近中心处色较深，并有一深色环。气微香，味微苦辛。

⊙ 炮制及饮片

除去杂质，洗净，切段，干燥。

⊙ 性味功能

味辛，性热。有小毒。有补肾阳，祛寒湿的功能。

⊙ 主治用法

用于腰膝冷痛、四肢麻痹、阳痿。用量3～9g。

仙茅饮片 *Curculigo orchioides*

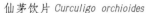
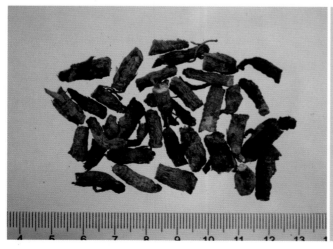

仙茅药材 *Curculigo orchioides*

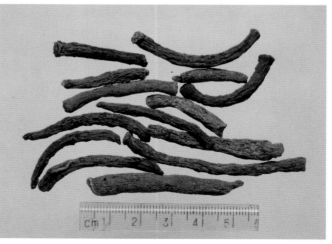

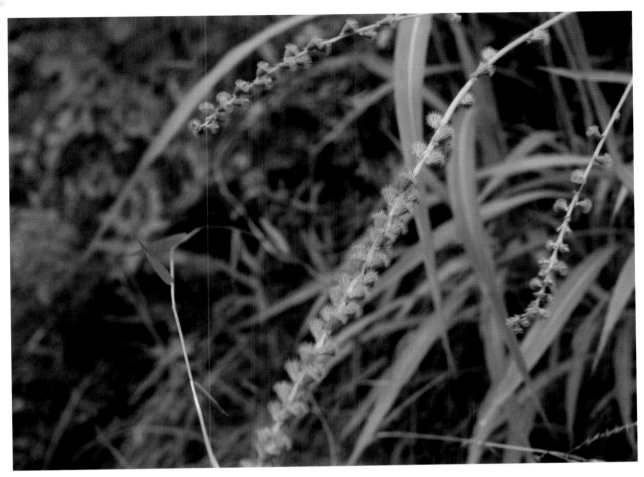

龙牙草果枝 *Agrimonia pilosa*

仙鹤草

仙鹤草　Xianhecao

⊙ 来　源

仙鹤草为蔷薇科(Rosaceae)植物龙牙草的干燥地上部分。

⊙ 原植物

龙牙草 *Agrimonia pilosa* Ledeb. 别名：地仙草，九龙牙。

多年生草本，高40～130cm。根茎短，常生1或数个根芽。茎直立，有长柔毛及腺毛。奇数羽状复叶，小叶3～5对，无柄；托叶大，镰形，稀为半圆形，边缘有锐锯齿，叶3～5片在叶轴上对生或近对生，各对小叶间常杂有成对或单生小型小叶，倒卵形或倒卵状披针形，长2～5cm，宽1～2.5cm，先端尖或长渐尖，基部楔形，边缘有粗锯齿，上面有疏毛，下面脉上伏生疏柔毛。总状花序单一或2～3个生于茎顶，花小，黄色，有短梗；苞片2，基部合生，先端3齿裂；花萼基部合生，萼片5，三角状披针形；花瓣5，长圆形，黄色；雄蕊5～15；花柱2，柱头2裂。瘦果生于杯状或倒卵状圆锥形花托内，果托有纵棱，先端钩刺幼时直

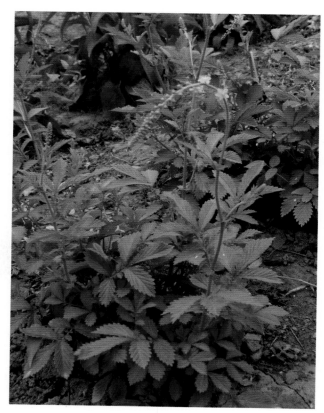

龙牙草花株 Agrimonia pilosa

立，果实成熟时向内靠合。花期5~10月。果期8~10月。

⊙ 生境分布

生于溪边、路旁、草地或疏林下。分布于全国大部分地区。

⊙ 采收加工

夏、秋二季茎叶茂盛时采割，除去杂质，晒干。

⊙ 药材性状

地上部分长40~80cm，有白色柔毛。茎下部圆柱形，直径4~6mm，木质化，红棕色，上部方柱形，绿褐色，有纵沟及棱线，有节，节间长0.2~2.5cm，向上节间渐长；体轻，质硬，易折断，断面中空。单数羽状复叶互生，干缩卷曲，暗绿色，质脆，易碎，茎中、下部叶多脱落，小叶片大小不一，相间生于叶轴上，顶端小叶较大，小叶展平后为倒卵形或倒卵状披针形，下面毛较多，有时有细长总状花序；花小，花瓣5，黄色。少有带果实者。气微，味微苦涩。

⊙ 炮制及饮片

除去残根及杂质，洗净，稍润，切段，干燥。

⊙ 性味功能

味苦、涩，性平。有收敛止血，补虚，截疟，止痢，解毒的功能。

⊙ 主治用法

用于咳血，吐血，便血，崩漏下血，疟疾，血痢，痈肿疮毒，劳伤脱力，跌打损伤，创伤出血。用量15~30g。水煎服。外用适量，研末外敷患处。

仙鹤草饮片 Agrimonia pilosa

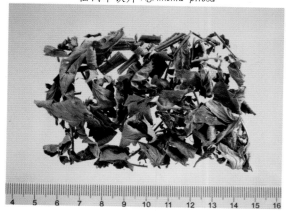

仙鹤草药材 Agrimonia pilosa

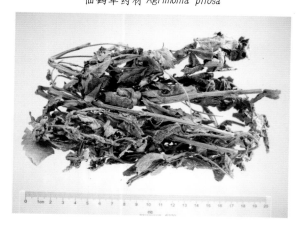

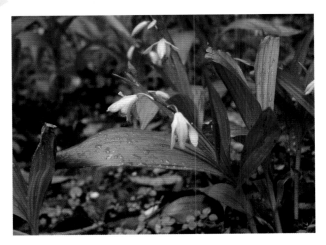

白及 *Bletilla striata*

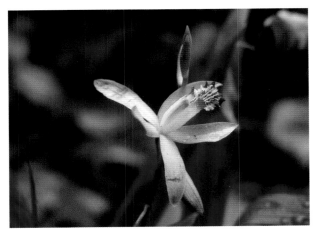

白及的花 *Bletilla striata*

白及

白及 Baiji

⊙ 来　源

白及为兰科（Orchidaceae）植物白及的块茎。

⊙ 原植物

白及 *Bletilla striata*（Thunb.）Reichb.f. 别名：白及子，白鸡儿。

多年生草本，高20～60cm。块茎扁球形或不规则菱形，肉质黄白色，上有环纹，常数个连生，有多数须根。茎直立，基生叶3～5片，披针形或宽披针形，长10～30cm，宽1.5～4cm，先端渐尖，基部下延成长鞘状，全缘。总状花序顶生，有花3～8朵，苞片长圆状披针形，长2～3cm，早落；花紫色或淡紫红色，直径3～4cm，萼片狭长圆形，长约3cm，唇瓣倒卵形，长达2.8cm，白色或有紫色脉纹，上部3裂，中裂片边缘有波状齿，中央有5条褶片，侧裂片合抱蕊柱，伸向中裂片；雌蕊与雄蕊结合为蕊柱，两侧有狭翅，柱头顶端着生1雄蕊，花粉块4对，扁长；子房下位，圆柱形，扭曲。蒴果纺锤状有6纵肋。花期4～5月。果期7～9月。

⊙ 生境分布

生于山野、山谷较潮湿处，常于山谷地带成片生长。分布于河北、陕西、甘肃、山西、河南、山东、江苏、安徽、浙江、江西、福建、湖北、湖南、广东、广西、四川和贵州等省区。

⊙ 采收加工

8～10月挖取块茎，除去残茎和须根，洗净泥土，立即加工，否则易变黑色。加工时分拣大小，然后投入沸水中烫（或蒸）3～5分钟，至内无白心时，晒至半干，除去外皮，再晒至全干。

⊙ 药材性状

块茎呈不规则扁圆或菱形，有2～3个分歧，长1.5～5cm，厚0.5～1.5cm，灰白色或黄白色，有细皱纹，上面有凸起的茎痕，下面有连接另一块茎痕迹，茎痕周围有数个棕褐色同心花纹。质坚硬，不易折断，断面近白色，半透明，角质样，有维管束点。无臭，气微，味苦，嚼之有粘性。

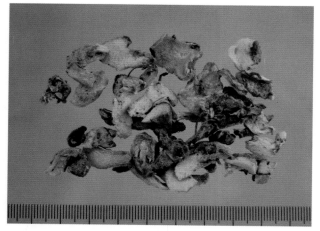

白及饮片 Bletilla striata

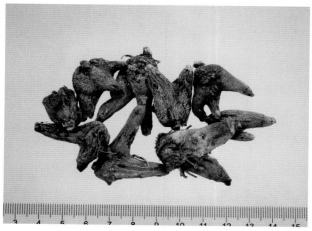

白及药材 Bletilla striata

 混伪品

白及为常用中药，同属植物形态差异小，容易混淆，在药材市场常见。白及及混淆品基源植物检索表：

1. 萼片及花瓣黄白色，或其背面黄绿色，内面为黄白色，罕为近白色，叶长圆状披针形…………………………………………………黄花白及 Bletilla ochracea

1. 萼片及花瓣紫红色或粉红色，罕为白色

2. 萼片及花瓣长均1.5~2.1cm，唇瓣的中裂片先端中部常不凹缺，叶线状披针形…………………………………………………小白及 Bletilla formosana

2. 萼片及花瓣长均2.3~3cm，唇瓣的中裂片先端中部常凹缺，叶长圆状披针形或狭长圆形…………………………………………………白及 Bletilla striata

⊙ 炮制及饮片

洗净，润透，切薄片，晒干。

⊙ 性味功能

味苦、涩，性微寒。有收敛止血，补益肺胃，消肿生肌的功能。

⊙ 主治用法

用于肺结核，肺虚久咳，咯血，吐血，鼻衄，便血，外伤出血，痈肿溃疡，烫伤，皮肤燥裂。用量6~15g，研粉吞服3~6g。外用适量。不宜与乌头类药材同用。

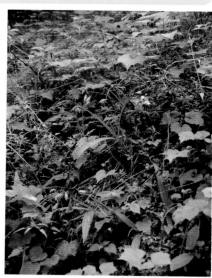

小白及
Bletilla formosana

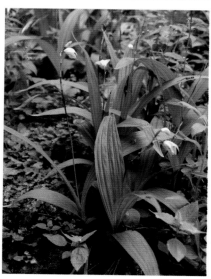

黄花白及
Bletilla ochracea

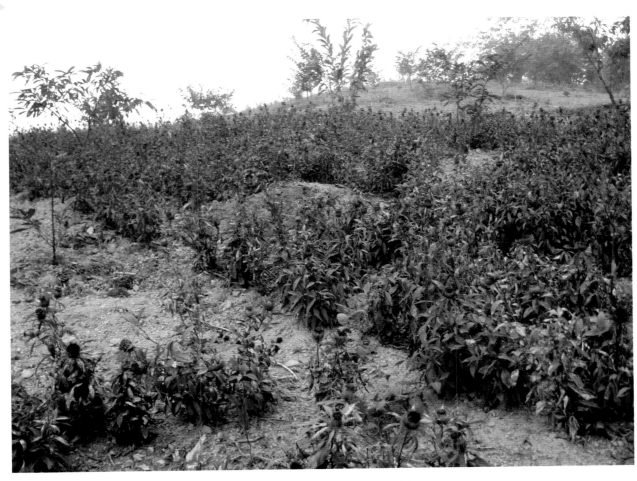

白术种植园 *Atractylodes macrocephala*

白 术

白术 Baizhu

⊙ 来 源

白术为菊科（Compositae）植物白术的根茎。

⊙ 原植物

白术 *Atractylodes macrocephala* Koidz. 别名：于术、冬术、浙术。

多年生草本，高30~80cm。根状茎肥厚，拳状，分枝，灰黄色。茎直立，上部分枝，基部稍木质，有纵槽。叶互生，茎下部叶有长柄，3裂或羽状5深裂，裂片椭圆形或卵状披针形，顶端裂片最大，边缘有刺状齿；茎上部叶柄短，叶片椭圆形至卵状披针形，不分裂，长4~10cm，宽1.5~4cm，先端渐尖，基部狭，下延成柄，边缘有刺。头状花序单生于枝顶，总苞钟状，总苞片5~7层，总苞有一轮羽状深裂的叶状总苞片所包围；花多数，全为管状花，花冠紫红色，先端5裂，开展或反卷，雄蕊5，聚药；子房下位，花柱细长，柱头头状。瘦果椭圆形，稍扁，有黄白色毛，冠毛羽状，长约1.5cm。花期9~10月。果期10~11月。

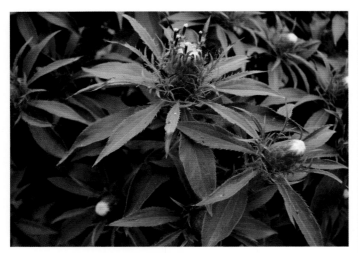

白术花株 Atractylodes macrocephala

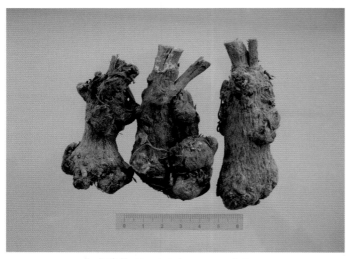

白术药材 Atractylodes macrocephala

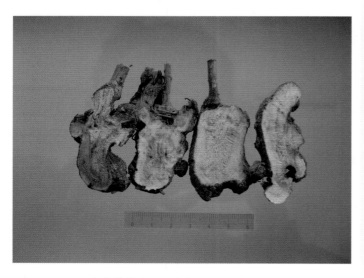

白术饮片 Atractylodes macrocephala

⊙ 生境分布

野生于山坡林边或灌木林中。分布于陕西、安徽、江苏、浙江、江西、湖北、湖南、四川等省。全国各地多有栽培。

⊙ 采收加工

立冬前后于下部叶枯黄时，采挖生长2~3年生植株根部，除去地上部、须根、泥土，烘干称为白术或烘术。鲜时切片或整个晒干，称为晒术或冬术。

⊙ 药材性状

根状茎肥厚呈拳状或不整齐的圆柱状块形，下部两侧膨大，长4~10cm，直径3~6cm，灰黄色或灰棕色，有瘤状突起及纵皱纹和须根痕，顶端有茎基和芽痕。质坚硬，不易折断，断面不平坦，淡黄色或淡棕色，并有棕色油室。膨大部分的横切面，油室多而明显。气清香，味甜微辛，稍带粘液性。

⊙ 炮制及饮片

白术 除去杂质，洗净，润透，切厚片，干燥。

土白术 取白术片，用伏龙肝细粉炒至表面挂有土色，筛去多余的土。每100kg白术片，用伏龙肝细粉20kg。

炒白术 将蜜炙麸皮撒入热锅内，待冒烟时加入白术片，炒至焦黄色、逸出焦香气，取出，筛去蜜炙麸皮。每100kg白术片，用蜜炙麸皮10kg。

⊙ 性味功能

味甘、苦，性温。有益气，健脾，燥湿利水，止汗，安胎的功能。

⊙ 主治用法

用于脾虚食少，消化不良，慢性腹泻，倦怠无力，痰饮水肿，自汗，胎动不安。用量4.5~9g。

白头翁

白头翁 Baitouweng

⊙ 来 源

白头翁为毛茛科（Ranunculaceae）植物白头翁的干燥根。

⊙ 原植物

白头翁 *Pulsatilla chinensis*(Bge.)Rg1. 别名：毛姑朵花，老公花。

多年生草本，高达50cm，全株密生白色长柔毛。主根粗壮圆锥形，有时扭曲，外皮黄褐色，粗糙有纵纹。基生叶4～5；叶柄长5～7cm，基部较宽或成鞘状；叶3全裂，顶生裂片有短柄，宽倒卵形，基部楔形，3深裂，裂片先端有2～3圆齿，侧生小叶无柄，两面生伏毛。花茎1～2，高达15cm，花后伸后，密生长柔毛；总苞有3小苞片组成，基部抱茎，小苞片3深裂；花单朵顶生，钟形；萼片6，排成2轮，花瓣状，蓝紫色，卵状长圆形，长3～5cm，宽约1.5cm，密生长绵毛；雄蕊多数；雌蕊多数，心皮离生，花柱丝状，果时延长，密生白色羽状毛。瘦果多数，密集成球状，瘦果有宿存羽毛状花柱，长3.5～6cm。花期3～5月，果期5～6月。

⊙ 生境分布

生于山野、山坡、田野间，喜生阳坡。分布于东北及河北、河南、山东、山西、内蒙古、江苏、安徽、浙江、湖北、陕西、甘肃、青海等省区。

⊙ 采收加工

春季4～6月或秋季8～10采挖，除去叶及残余花茎和须根，保留根头白绒毛，除净泥土，晒干。

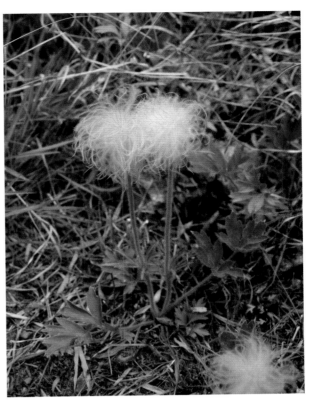

白头翁果株 *Pulsatilla chinensis*

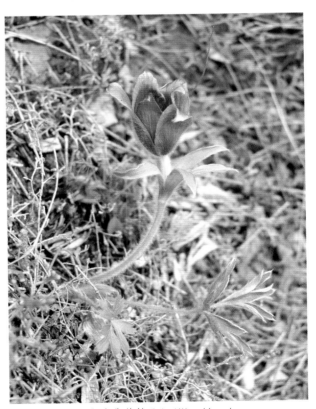

白头翁花株 *Pulsatilla chinensis*

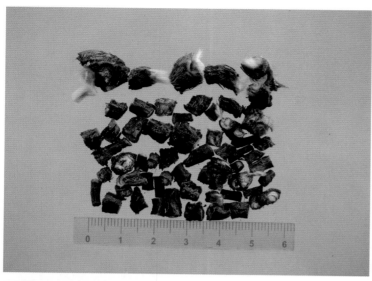

白头翁饮片 *Pulsatilla chinensis*

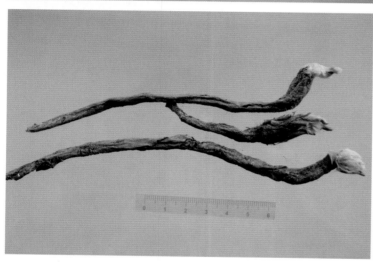

白头翁药材 *Pulsatilla chinensis*

⊙ 药材性状

类圆柱形或圆锥形，稍扭曲，长 6～20cm，直径 0.5～2cm。黄棕色，具不规则纵皱纹或纵沟，皮部易脱落，露出黄色的木部，近根头处常有朽状凹洞。根头部稍膨大，有白色绒毛，有的可见鞘状叶柄残基。质硬而脆，断面皮部黄白色或淡黄棕色，木部淡黄色。气微，味微苦涩。

⊙ 炮制及饮片

除去杂质，洗净，润透，切薄片，干燥。

⊙ 性味功能

味苦，性寒。有清热解毒，凉血止痢的功能。

⊙ 主治用法

用于细菌性痢疾，阿米巴痢疾，鼻血，痔疮出血等。用量 9～15g。

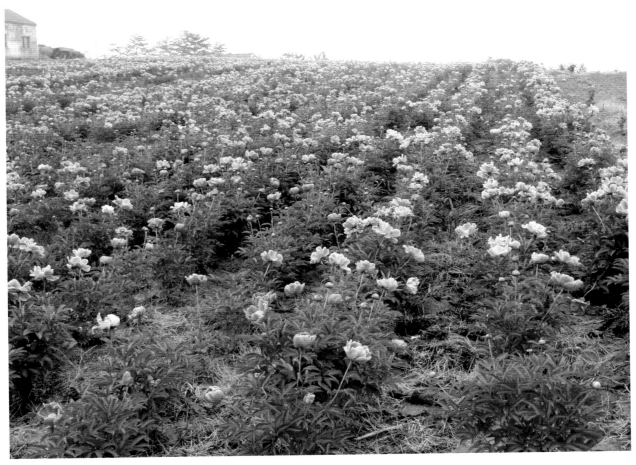

芍药种植园 *Paeonia lactiflora*

白芍

白芍 Baishao

⊙ 来　源

白芍为毛茛科(Ranunculacea)植物芍药的除去外皮的干燥根。

⊙ 原植物

芍药 *Paeonia lactiflora* Pall. 别名：白芍，赤芍（野生品），毛果芍药。

多年生草本，高50～80cm，根肉质粗肥，圆柱形或略呈纺锤形。茎直立，上部有分枝。叶互生，叶柄长6～10cm；茎下部叶2回三出复叶，小叶窄卵形或披针形，长7.5～12cm，宽2～4.5cm，先端尖，基部楔形，全缘，边缘密生有骨质细乳突，下面沿脉疏生短柔毛。花单生于花茎分枝顶端和腋生，花径5.5～10cm，每花茎有花2～5朵；苞片4～5，叶状，披针形，长3～6cm；萼片3～4，叶状；花瓣10片或更多，栽培者多为重瓣，白色、粉红色，倒卵形，长4～5cm，宽1～2.5cm；雄蕊多数，花药黄色；心皮3～5，分离。蓇葖果3～5，卵形长约2cm，先端钩状，外弯，无毛。花期5～6月。果期7～9月。

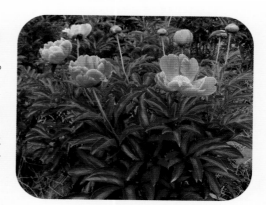

芍药花株 Paeonia lactiflora

⊙ 生境分布

生于山地草坡、灌木丛中。分布于东北、华北、西北等省区。河南、山东、安徽、浙江、贵州、四川等地有较大量栽培。

⊙ 采收加工

栽后4～5年，8～10月间挖根，洗净，除去根茎及须根，置沸水中煮至透心，立即捞出冷水浸泡，刮去外皮（不刮皮作赤芍用），晒1日，再堆放，反复操作至内外均干。

⊙ 药材性状

根圆柱形，粗细均匀，平直或稍弯曲，两头平截，长10～20cm，直径2.5cm。近白色或淡红棕色，光洁或有纵皱纹及须根痕，偶有残留棕褐色斑痕。质坚实，不易折断，断面灰白色或微带棕色，木部放射线呈菊花心状。气无，味微苦酸。

⊙ 炮制及饮片

白芍：洗净，润透，切薄片，干燥。
炒白芍：白芍片用文火炒至微黄为度。
酒白芍：白芍片用黄酒喷淋均匀稍润，炒至微黄。

⊙ 性味功能

味苦、酸，性微寒。有养血柔肝，缓急止痛的功能。

⊙ 主治用法

用于头痛眩晕，胸胁疼痛，胃肠痉挛性疼痛，泻痢腹痛，手足痉挛疼痛，月经不调，痛经，崩漏，自汗盗汗，阴虚发热。用量4.5～9g。白芍不宜与藜芦同用。

白芍饮片 Paeonia lactiflora

白芍药材 Paeonia lactiflora

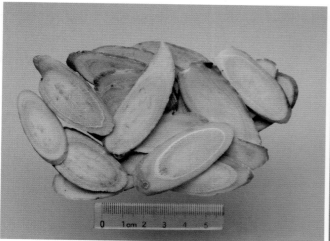

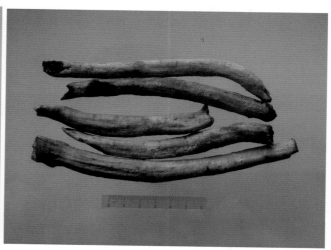

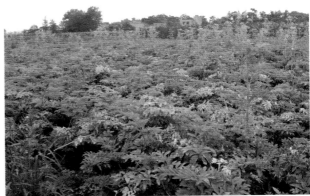

杭白芷种植园 *Angelica dahurica* var *formosana*

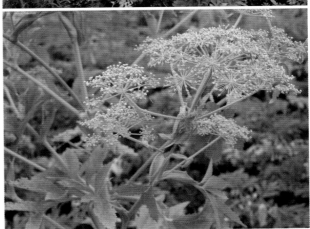

杭白芷花枝 *Angelica dahurica* var *formosana*

白芷
白芷 baizhi

⊙ 来　源

白芷为伞形科(Umbelliferae)植物白芷和杭白芷的干燥根。

⊙ 原植物

1. 白芷 *Angelica dahurica* (Fisch.ex Hoffm.) Benth.et Hook.f. var. *formosana* (Boiss.) Shan et Yuan 别名：祁白芷，禹白芷。

多年生草本，高1~2.5m。根粗大，圆柱形，黄褐色。茎粗2~5cm或可达7~8cm，常带紫色。茎下部叶羽状分裂，有长柄；茎中部叶2~3回羽状分裂，叶柄下部囊状膨大成膜质鞘，稀有毛；末回裂片长圆形、卵形或披针形，基部沿叶轴下延成翅，边缘有不规则白色软骨质粗锯齿；茎上部叶有膨大的囊状鞘。复伞形花序，花序梗长达20cm，伞辐多达70，无总苞片或有1~2，长卵形，膨大成鞘状，小总苞片5~10或更多；花小，无萼齿；花瓣5，白色，先端内凹；雄蕊5；子房下位，2室。双悬果长圆形至卵圆形，黄棕色或带紫色，长5~7mm，宽4~6mm，背棱扁、钝圆，较棱槽为宽，侧棱翅状，棱槽中有油管1，合生面2。花期7~9月。果期9~10月。

2. 杭白芷 *Angelica dahurica* (Fisch.ex Hoffm.) Benth. et Hook. f. 别名：香白芷，兴安白芷。

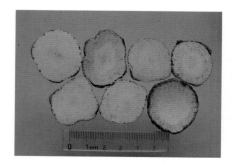
白芷饮片
（杭白芷 *Angelica dahurica var formosana*）

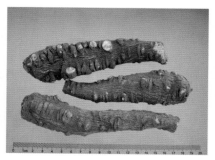
白芷药材
（杭白芷 *Angelica dahurica var formosana*）

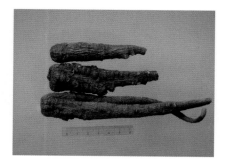
白芷药材
（白芷 *Angelica dahurica*）

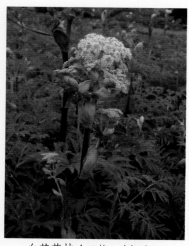
白芷花枝 *Angelica dahurica*

与白芷很相近，但植株矮小，通常高不超过2m，茎及叶鞘多为黄绿色；茎上部近方形，灰棕色，皮孔样突起大而突出。小总苞片长约5mm；花黄绿色，花瓣窄卵形。

⊙ 生境分布

白芷生于湿草甸中、灌木丛中、河旁沙土中，分布于东北、华北等地区，北方多有栽培。杭白芷在浙江、福建、台湾、湖北、湖南、四川等省有栽培。

⊙ 采收加工

夏、秋间叶黄时，采挖根部，除去地上部、须根，洗净泥沙，晒干或低温干燥。

⊙ 药材性状

1. 白芷：根圆锥形，长7～20cm，直径1.5～2cm，灰黄色或黄棕色，根头部钝四棱形或近圆形，具皱纹、支根痕及皮孔样的横向突起，顶端有凹陷的茎痕。质硬，坚实，断面白色或灰白色，粉性，皮部散生多数棕色油点，形成层环圆形，棕色。气芳香，味辛，微苦。

2. 杭白芷：根圆锥形，长10～20cm，直径2～2.5cm，上部近方形，灰棕色，有多数较大皮孔样突起，排列成近四纵行，有4条棱脊。质硬较重，断面白色，粉性足，皮部密布棕色油点，形成层环近方形。气芳香，味辛，微苦。

⊙ 炮制及饮片

除去杂质，分开大小个，略浸，润透，切厚片，干燥。

⊙ 性味功能

味辛，性温。有祛风，祛寒，燥湿，通窍止痛，消肿排脓的功能。

⊙ 主治用法

用于风寒感冒头痛，眉棱骨痛，鼻塞，鼻渊，牙痛，白带，疮疡肿痛。用量3～9g。水煎服。

【附注】《Flora of China》将 Angelica dahurica (Fisch.ex Hoffm.) Benth. et Hook.f. var. formosana (Boiss.) Shan et Yuan 及 Angelica dahurica (Fisch.ex Hoffm.) Benth. et Hook. f. 作了修订，均作为 Angelica dahurica var. dahurica 的异名。

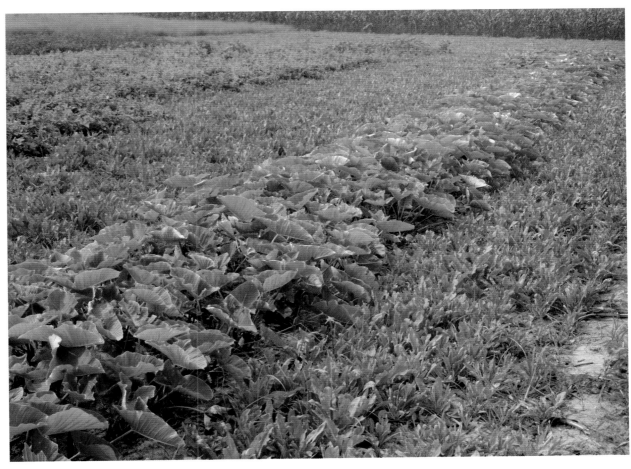

独角莲种植园 *Typhonium giganteum*

白附子

白附子 Baifuzi

⊙ 来　源

白附子为天南星科(Araceae)植物独角莲的干燥块茎。

⊙ 原植物

独角莲 *Typhonium giganteum* Engl. 别名：禹白附（通称），牛奶白附（河北）。

多年生草本，高15～50cm。植株光滑无毛。块茎倒卵形、卵状椭圆形或椭圆形，直径2～5cm，密被褐色鳞片，具6～8条环状节。叶基生，1～2年生通常只有1叶，初生叶卷成尖角状，后展开；3～4年生有3～4叶；叶柄肥大，肉质，长20～40cm；叶戟状箭形或卵状宽椭圆形，长10～30cm，宽7～20cm，先端渐尖，基部箭形，全缘或波状。花序从块茎处生出，花梗肥厚，圆柱形，长8～15cm，绿色，常有紫色纵条斑纹；肉穗花序顶生，佛焰苞长10～15cm，上部展开，下

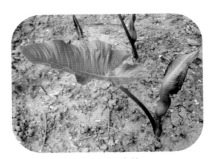

独角莲花株

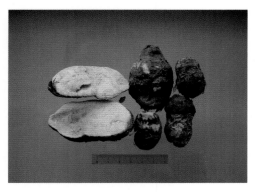

白附子药材
Typhonium giganteum

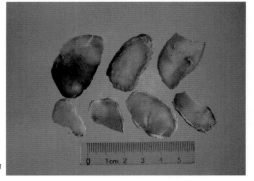

制白附子
Typhonium giganteum

部筒状，筒长4～5cm；肉穗花序长8～10cm，顶端附属器圆柱状，紫色，长约5cm，先端钝，基部无柄，花单性，雌雄同株，雄花部分在上，长约1.5cm，花药2，药室顶孔开裂，中部着生中性花，中部上段的中性花棒状，下段的中性花钻状；雌花部分在下，长约1.5cm，子房圆柱形，顶端近六角形，1室，基生胚珠2～3。浆果卵圆形，红色。花期6～7月。果期8～9月。

⊙ 生境分布

生于林下、山涧湿地。分布于吉林、辽宁、河北、山西、河南、山东、江苏、湖南、湖北、陕西、宁夏、四川、西藏等省区。

⊙ 采收加工

秋季挖取块茎，除去残茎、须根，撞去或用竹刀削去外皮，或有不去皮的，晒干。斜切成片，用姜片浸蒸，再晒干。

⊙ 药材性状

块茎卵圆形或椭圆形，长2～5cm，直径1～3cm。白色或淡黄色，稍粗糙，有环纹及须根痕，顶端有茎痕或芽痕。质坚硬，断面白色，粉性。无臭，味淡，麻辣刺舌。

⊙ 炮制及饮片

生白附子 除去杂质。

制白附子 取净白附子，分开大小个，浸泡，每日换水2～3次，数日后如起黏沫，换水后加白矾（每100kg白附子，用白矾2kg），泡1日后再进行换水，至口尝微有麻舌感为度，取出。将生姜片、白矾粉置锅内加适量水，煮沸后，倒入白附子共煮至无白心，捞出，除去生姜片，晾至六七成干，切厚片，干燥。每100kg白附子，用生姜、白矾各12.5kg。

本品为类圆形或椭圆形厚片，周边淡棕色，切面黄色，角质。味淡，微有麻舌感。

⊙ 性味功能

味辛、甘，性大温，有毒。有祛风痰，逐寒湿，镇痉，止痛的功能。

⊙ 主治用法

用于中风，口眼歪斜，半身不遂，面神经麻痹，偏头痛，破伤风；外用于淋巴结结核，痈肿。一般炮制后用，用量3～4.5g，水煎服；外用生品适量捣烂，熬膏或研末以酒调敷患处。孕妇忌服。生者内服宜慎。

附子为毛茛科植物乌头 *Aconitum carmichaeli* 块根的加工品；关白附为毛茛科植物黄花乌头 *Aconitum coreanum* 的干燥块根，由于相互之间药材名相似，容易混淆，应注意鉴别。

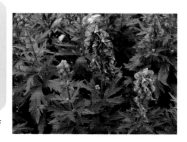

乌头 *Aconitum carmichaeli*

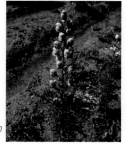

黄花乌头
Aconitum coreanum

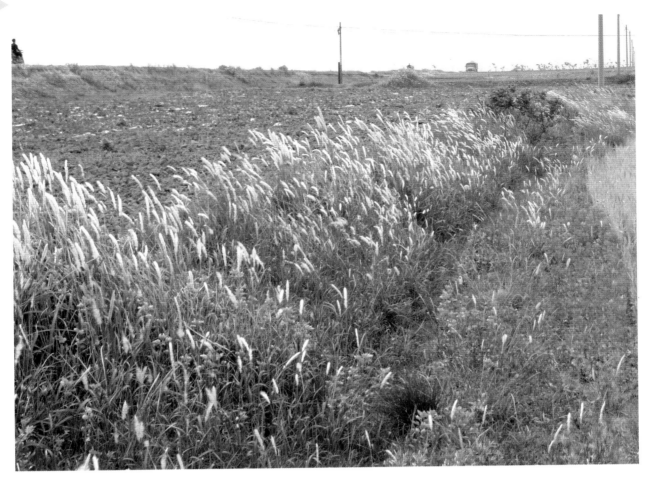

白茅生境 *Imperata cylindrica var. major*

白茅根

白茅根 Baimaogen

⊙ 来 源

白茅根为禾本科 (Gramineae)植物白茅的干燥根茎。

⊙ 原植物

白茅 *Imperata cylindrica* (L.) Beauv. var. *major* (Nees) C. E. Hubb. 别名：茅根，白茅花。

多年生草本，高20~80cm。根状茎横走，白色，有节，密生鳞片，有甜味。秆直立，形成疏丛，有节2~3，节上有白色柔毛，或上部边缘和鞘口具纤毛，老时常破碎成纤维状；基部有多数枯叶及残留叶鞘。叶线形或线状披针形，根出叶长，茎生叶较短，宽3~8mm，叶鞘褐色，叶舌短，干膜质，主脉明显，向背部突出，顶生叶片很短小。顶生圆锥花序紧缩呈穗状，长达20cm，宽达2.5cm，小穗披针形或长圆形，在花序枝轴上成对排列，其中一小穗梗较长，另一小穗梗较短，每小穗有1花，基部有白色细柔毛；两颖相等或第一颖片稍短且狭，有3~4脉，第二颖较宽，有4~6脉；稃膜质，第一外颖卵状长圆形，内稃缺，第二外稃披针形，与内稃等长；雄蕊2；雌蕊1，花柱较长，柱头羽毛状。颖果椭圆形，暗褐色，成熟果序生白色

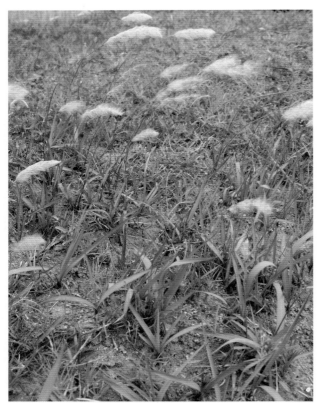

白茅 Imperata cylindrica var. major

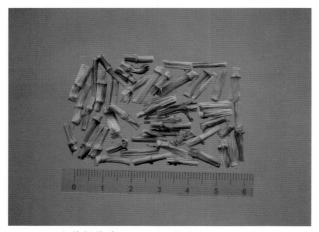

白茅根饮片 Imperata cylindrica var. major

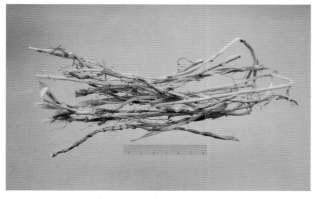

白茅根药材 Imperata cylindrica var. major

长柔毛。花期5~6月。果期6~7月。

⊙ 生境分布

生于向阳山坡、路边草地上。分布全国大部分省区。

⊙ 采收加工

春、秋季采挖，除地上部分、叶鞘、鳞叶及须根，洗净泥沙，晒干或鲜用。

⊙ 药材性状

根茎细长，长圆柱形，不分枝，长30~50cm，直径0.2~0.4cm。黄白色或浅棕黄色，有光泽，具纵皱纹，环节明显，节上有残留鳞叶、根及芽痕，节间长1.5~3cm。质轻而韧，不易折断，断面纤维性，黄白色，皮部有多数裂隙，易与中柱剥离，中心有一小孔。气微，味微甜。

⊙ 炮制及饮片

白茅根 洗净，微润，切段，干燥，除去碎屑。
茅根炭 取净白茅根段，置锅中，武火炒至焦褐色。

⊙ 性味功能

味甘，性寒。有清热利尿，凉血止血，生津止渴的功能。

⊙ 主治用法

用于急性肾炎水肿，泌尿系感染，血热吐血，衄血，尿血，热病烦渴，黄疸，水肿，热淋涩痛，呼吸道感染咳嗽，呕吐。用量9~30g；鲜品30~60g。水煎服。

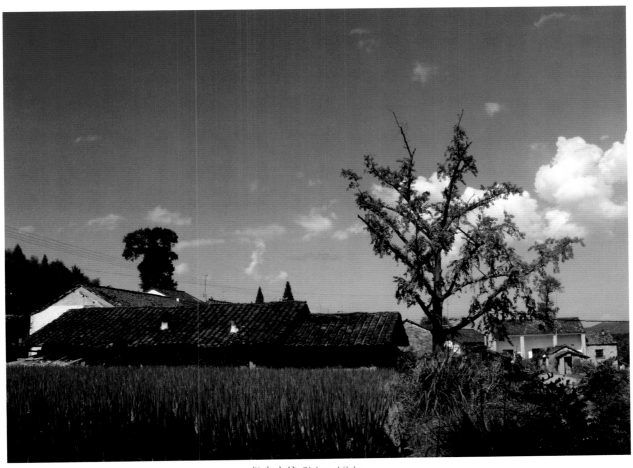

银杏生境 *Ginkgo biloba*

白果

白果 Baiguo

⊙【来源】

白果为银杏科(Ginkgoaceae)植物银杏除去外种皮的干燥成熟种子。

⊙【原植物】

银杏 *Ginkgo biloba* L. 别名：白果树、公孙树。

落叶大乔木，高达40m。树干直立，树皮淡灰色，有纵裂纹，分有长枝及短枝两种，长枝横生或下垂，短枝密集成环，顶部叶片簇生。单叶互生，叶柄长2~7cm，叶扇形，长3~7cm，宽6~9cm，叶上部边缘有波状圆齿或不规则浅裂，中央2裂，基部楔形，无明显中脉，有多数2分叉平行脉，黄绿色。花单性，雌雄异株；雄花序为短荑荑花序，2~6个着生于短枝叶腋中，有多数雄蕊，花药成对生于花柄顶端，黄绿色；雌花2~3生于短枝顶端，有长柄，顶端分2叉，各生一环状座，每座着生1胚株，只有1枚发育成种子。种子核果状，椭圆形或卵圆形，长2~3.2cm，淡黄色或金黄色，微有白粉状蜡质，外种皮肉质，有辛辣味，臭气。花期4~5月。果期9~10。

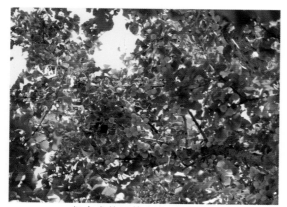

银杏成熟果枝 *Ginkgo biloba*

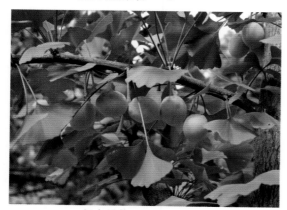

银杏果枝 *Ginkgo biloba*

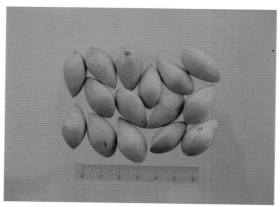

白果 *Ginkgo biloba*

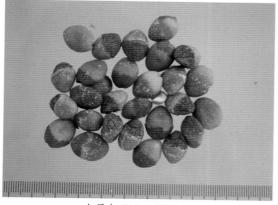

白果仁 *Ginkgo biloba*

⊙【生境分布】

　　生于向阳，湿润肥沃的壤土及砂壤土中。栽培于辽宁、河北、陕西、河南、山东、江苏、安徽、浙江、江西、福建、台湾、湖北、湖南、广东、广西、四川、云南等省区。

⊙【采收加工】

　　秋季种子成熟时采收，除去肉质外种皮，洗净，稍蒸或略煮后，烘干。除去硬壳为白果仁。

⊙【药材性状】

　　略呈椭圆形，一端稍尖，另端钝，长1.5～2.5cm，宽1～2cm，厚约1cm。表面黄白色或淡棕黄色，平滑，具2～3条棱线。中种皮(壳)骨质，坚硬。内种皮膜质，种仁宽卵球形或椭圆形，一端淡棕色，另端金黄色，横断面外层黄色，胶质样，内层淡黄色或淡绿色，粉性，中间有空隙。无臭，味甘、微苦。

⊙【炮制及饮片】

　　白果仁 取白果，除去杂质及硬壳，用时捣碎。
　　炒白果仁 取净白果仁，清炒至有香气，用时捣碎。

⊙【性味功能】

　　味甘、苦、涩，性温，有毒。有敛肺、定喘，止带浊，缩小便的功能。

⊙【主治用法】

　　用于痰多喘咳，带下白浊，遗尿、尿频等。用量4.5～9g。

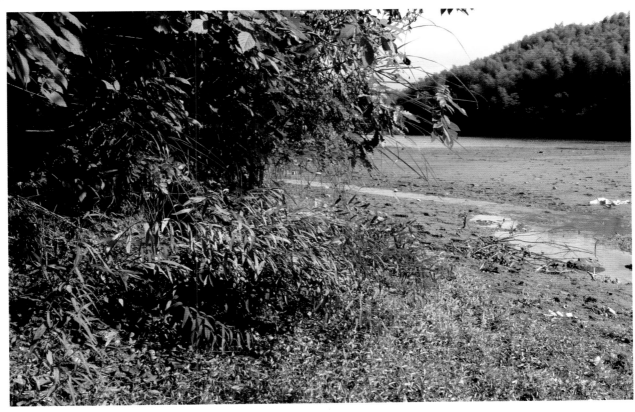

柳叶白前生境 *Cynanchum stauntonii*

白前

白前 Baiqian

⊙ 【来源】

白前为萝摩科(Asclepiadaceae)植物柳叶白前和芫花叶白前的根状茎及根。

⊙ 【原植物】

1. 柳叶白前 *Cynanchum stauntonii* (Decne.) Schlfr. ex Levl. 别名：竹叶白前。

多年生草本，直立，高30~70cm。根茎细长，横长或斜生，中空，节上丛生纤细状弯曲须根。茎单一，圆柱形，灰绿色，有细棱，基部木质化。叶对生，有短柄；叶片稍革质，披针形或线状披针形，长3~12cm，宽0.3~1.4cm，先端渐尖，基部渐狭，全缘，中脉明显。聚伞花序腋生，有花3~8朵，小苞片多数；花萼5深裂，内面基部有腺体；花冠辐状，5深裂，裂片线形，紫红色，内面有长柔毛，副花冠裂片杯状，较蕊柱短；雄蕊5，与雌蕊合生成蕊柱，花药2室，每室有1下垂花粉块，淡黄色；子房上位，由2离生心皮组成，2花柱顶端连合成盘状柱头。蓇葖果狭披针形，长达9cm。种子多数，黄棕色，顶端有白色丝状毛。花期5~8月。果期9~10月。

2. 芫花叶白前 *Cynanchum glaucescens* (Decne.) Hand.–Mazz. 别名：沙消。

直立矮灌木，高达50cm；茎具二列柔毛。叶无毛，长圆形或长圆状披针形，长1~5cm，宽0.7~1.2cm，顶端钝或急尖，基部楔形或圆形，近无柄；侧脉不明显，约3~5对。伞形聚伞花序腋内或腋间生，比叶短，无毛或具微毛，有花10余朵；花萼5深裂，内面基部有腺体5个，极小；花冠黄色，幅状；副花冠浅杯状，

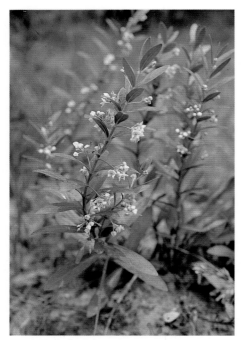

芫花叶白前 Cynanchum glaucescens

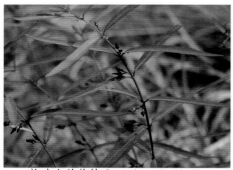

柳叶白前花枝 Cynanchum stauntonii

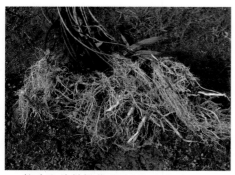

柳叶白前鲜根茎 Cynanchum stauntonii

裂片5，肉质，卵形，龙骨状内向，其端部倾倚于花药；花粉块每室1个，下垂；柱头扁平。蓇葖果单生，纺锤状，先端渐尖，基部紧窄，长6cm，直径1cm，种子扁平，宽约5mm；种毛白色绢质，长2cm。花期5～11月，果期7～11月。

⊙【生境分布】

柳叶白前生于山谷湿地、溪边、江边沙地浸水中。芫花叶白前生于江边、河岸、沙石间或路旁丘陵地。分布于江苏、安徽、浙江、江西、福建、湖北、湖南、广东、广西、四川等省、自治区。

⊙【采收加工】

白前：秋季采挖，除去地上部分，洗净，切段晒干，即为白前。
鹅管白前：如除去须根，留用根茎则为鹅管白前。
草白前：如将带根全草洗净后直接晒干入为草白前。

⊙【药材性状】

1. 柳叶白前 根茎长圆柱形，长4～15cm，直径1.5～4mm，黄白色、棕黄色或棕色，有细纵皱纹。有节，节间长2～4cm。质脆，折断面中空，节处丛生细根，长达10cm，直径不及1mm，须根分枝交织成团。气微，味甜。

2. 芫花叶白前 根茎圆柱形，较短小，稍呈块状，灰绿色或淡黄色，节间长1～2cm；质较坚硬，折断面髓腔较小。须根稍粗长，长5～15cm，直径约1mm，分枝须根少。质脆，易折断。

⊙【炮制及饮片】

白前 除去杂质，洗净，润透，切段，干燥。
蜜白前 取净白前，加入适当蜂蜜，炒至不粘手。

⊙【性味功能】

味辛、甘，性平。有清肺化痰，止咳平喘的功能。

⊙【主治用法】

用于感冒咳嗽，支气管炎，气喘，水肿，小便不利，喘咳痰多。用量5～10g；外用适量，鲜草捣烂敷患处。

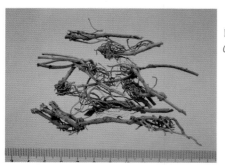

白前(柳叶白前
Cynanchum stauntonii)

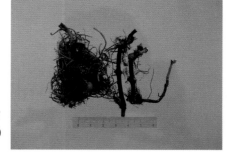

白前(芫花叶白前
Cynanchum glaucescens)

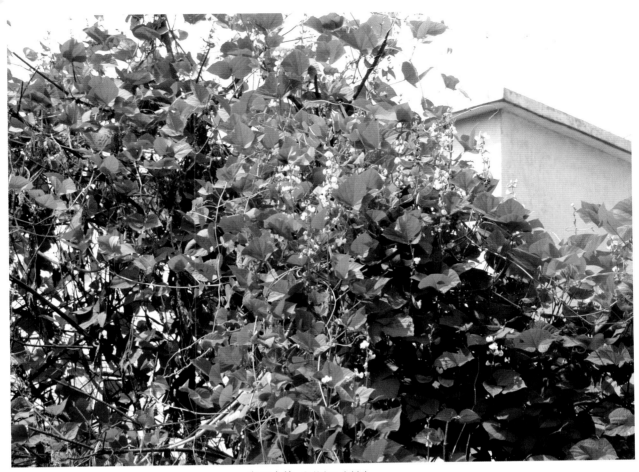

扁豆生境 *Dolichos lablab*

白扁豆

白扁豆 Baibiandou

⊙【来源】

　　白扁豆为豆科（Leguminosae）植物扁豆的干燥成熟种子。

⊙【原植物】

　　扁豆 *Dolichos lablab* L. 别名：茶豆，白眉豆。

　　一年生缠绕草质藤本，长达6m。茎常呈淡紫色或淡绿色，光滑。三出羽状复叶，互生，叶柄长4～12cm；托叶小，披针形，顶生小叶宽三角状卵形，长5～9cm，宽4～10cm，先端急尖，基部广楔形或截形，全缘，两面有疏毛，侧生小叶较大，斜卵形。总状花序腋生，长15～25cm，直立；花2至多朵丛生于花序轴的节上；小苞片2，早落；花萼钟状，萼齿5，上部2齿几完全合生；花冠蝶形，白色、淡黄色或紫色，长约2cm。旗瓣基部两侧有2个附属体，并下延为2耳；翼瓣斜倒圆形；龙骨瓣舟形；雄蕊10，2束；子房线形，有绢

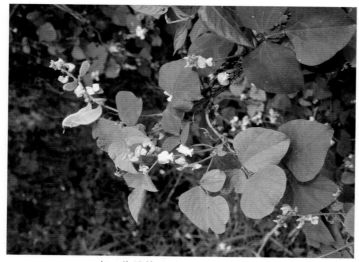

扁豆花果枝 *Dolichos lablab*

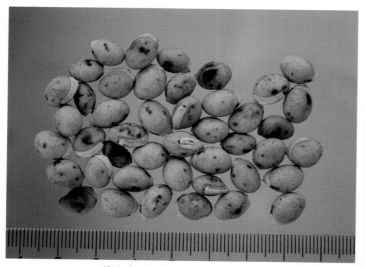

炒白扁豆 *Dolichos lablab*

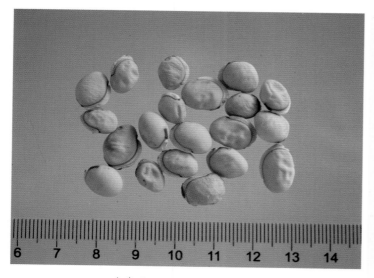

白扁豆 *Dolichos lablab*

毛，基部有腺体，花柱先端有髯毛。荚果倒卵状长椭圆形，微弯，扁平，长5～8cm，先端有弯曲的喙。种子2～5，长方状扁圆形，白色、黑色或红褐色。花期7～8月。果期8～10月。

⊙【生境分布】

全国各地均有栽培。

⊙【采收加工】

9～10月采收成熟果实，晒干，取出种子，再晒干。

⊙【药材性状】

种子扁椭圆形或扁卵圆形，长8～13mm，宽6～9mm，厚约7mm。淡黄白色或淡黄色，平滑，略有光泽，一侧边缘有隆起白色半月形种阜，剥去种皮有凹陷种脐，另端有种脊。质坚硬。种皮薄而脆，子叶2，肥厚，黄白色。气微，味淡，嚼之有豆腥味。

⊙【炮制及饮片】

白扁豆：除去杂质。用时捣碎。

炒白扁豆：取净白扁豆，炒至微黄色具焦斑。用时捣碎。

⊙【性味功能】

味甘，性平。有健脾化湿，和中消暑的功能。

⊙【主治用法】

用于脾胃虚弱，食欲不振，大便溏泻，白带过多，暑湿吐泻，胸闷腹胀。炒扁豆健脾化湿，用于脾虚泄泻，白带过多。用量9～15g。

白蔹

白蔹 Bailian

白蔹花株
Ampelopsis japonica

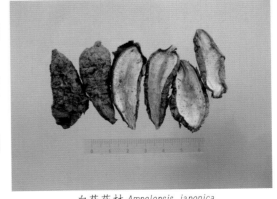

⊙【来源】

白蔹为葡萄科(Vitaceae)植物白蔹的干燥块根。

⊙【原植物】

白蔹 *Ampelopsis japonica* (Thunb.) Makino 别名：猫儿卵，山地瓜。

木质藤本具纺锤形块根。茎草质或带木质。枝褐绿色，无毛。卷须与叶对生，常单一，枝端卷须常渐变成花序。叶为掌状复叶，长6～10cm，宽7-12cm；小叶3～5，一部分羽状分裂，一部分为羽状缺刻；裂片卵形至披针形，中间裂片最大，两侧的较小，常不分裂；叶轴和小叶柄有狭翅，裂片基部有关节，两面无毛；叶柄长2～6cm，无毛。聚伞花序小，花序梗长3～8cm，细长；花小，黄绿色；花萼5浅裂，花瓣5；雄蕊5，对瓣；花盘边缘稍分裂。浆果，球形，直径5～7mm，熟时蓝色或白色，有凹点。花期6～7月。

⊙【生境分布】

生于荒山灌木丛中。分布于东北及河北、河南、山东、山西、内蒙古、江苏、安徽、浙江、江西、湖南、湖北、陕西、宁夏、四川等省区。

⊙【采收加工】

春、秋二季采挖，除去泥沙及细根，切成纵瓣或斜片，晒干。

⊙【药材性状】

纵瓣呈长圆形或近纺锤形，长4～10cm，直径1～2cm；切面周边常向内卷曲，中部有1凸起的棱线；外皮红棕色或红褐色，有纵皱纹、细横纹及横长皮孔，易层层脱落，脱落处呈淡红棕色。斜片呈卵圆形，长2.5～5cm，宽2～3cm，切面类白色或浅红棕色，可见放射状纹理，周边较厚，微翘起或略弯曲。体轻，质硬脆，易折断，折断时，有粉尘飞出。气微，味甘。

⊙【炮制及饮片】

除去杂质，洗净，润透，切厚片，晒干。

⊙【性味功能】

味苦，性微寒。有清热解毒，消痈散结的功能。

⊙【主治用法】

用于痈疽发背，疔疮，瘰疬，烫伤，扭伤。用量4.5～9g。

白蔹药材 *Ampelopsis japonica*

 混伪品

萝藦科植物隔山消(隔山牛皮消)*Cynanchum wilfordii* Hemsl. 的块根在四川省称作"川白蔹"入药。隔山消全体具白色乳汁，叶心形，易区别。

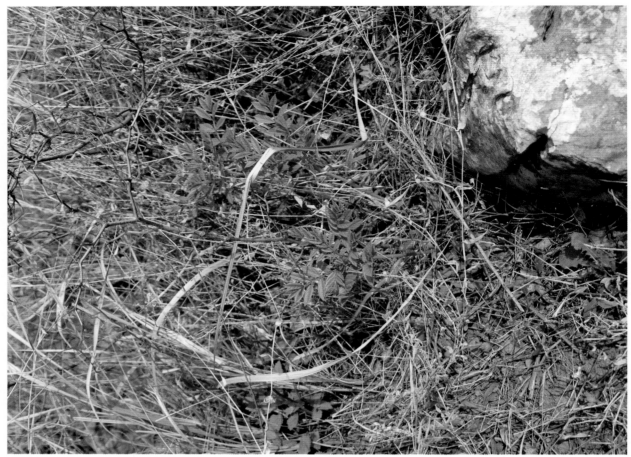

白鲜生境 *Dictamnus dasycarpus*

白鲜皮

白鲜皮 Baixianpi

⊙【来源】

白鲜皮为芸香科(Rutaceae)植物白鲜的干燥根皮。

⊙【原植物】

白鲜 *Dictamnus dasycarpus* Turcz. 别名：八股牛、八挂牛、好汉拔。

多年生草本，高1m，全株具特异气味。根数条丛生，长圆柱形，具较强烈的羊膻样气味，外皮灰白色或近灰黄色，内面白色，木心坚硬，新鲜时易与皮部分离。茎直立，下部呈灌木状，通常无毛；上部多分枝，淡黄绿色，外皮略带革质，常被白色细柔毛和腺体。奇数羽状复叶，互生，叶柄长2.5~4cm；小叶通常9，有时可至13片，基部一对小叶最小，无柄，小叶片卵形至椭圆形，长3~11cm，宽1.5~4.5cm，先端短渐尖，基部略带楔状或左右稍不对称，边缘具细锯齿，上面深绿色，下面淡绿色，羽脉于下面突起，两面沿脉有细柔毛，尤以下面较多，叶柄及叶轴两侧有狭翼，透光观察叶片及叶翼密布明亮的油点。总状花序顶生，长至30cm；花梗长1~2.5cm，基部有一线状苞片，中部以上有狭披针形小苞片1~2；萼片5，宿存，披针形，长约1cm，基部愈合；花轴、花梗、苞片及萼片均密被细柔毛和腺体；花瓣5，长圆形，淡红色或白色，带淡红紫色的脉纹，上面4片等长，向上伸展，下面一片较大，略向下弯曲，长2～3cm，宽0.5～0.8cm，先端突尖，基部具爪；雄蕊10，着生于环状花盘的基部，花丝扁线形，长约3cm，紧接花药处细瘦，被腺体，下部被细柔毛，花药黄色，近球形；子房具短柄，上位，卵圆形，长宽约4mm，5室，表面具5深沟，密被短柔毛和腺体，花柱线形，长约5mm，被细柔毛，柱头头状，短小而不明显。蒴果，成熟时沿腹缝线5裂，每一瓣呈扁囊状，外面被柔毛及棕黑色腺毛；内含种子2～3粒，近球形，直径约3mm，黑色有光泽。花期4～7月，果期6～8月。

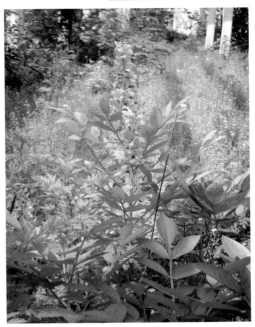

白鲜花枝 Dictamnus dasycarpus

⊙【生境分布】

生于山阳坡疏林或灌木丛中，开阔的多石山坡及平原草地。分布于东北及河北、河南、山东、山西、内蒙古、江苏、安徽、江西、湖北、陕西、甘肃、四川、贵州等省自治区。

⊙【采收加工】

春、秋季采挖，以春季采挖者为佳。将根挖出后，洗净，除去细根及外面粗皮，纵向割开，抽去木心，晒干。

⊙【药材性状】

干燥根皮卷筒状或双卷筒状，长7～12cm，直径1～2cm，厚2～5mm。黄白色至淡棕色，稍光滑，有时有纵皱和侧根痕。内面淡黄色，光滑而有侧根形成的圆孔。质松脆，易折断，断面乳白色，呈层状。在日光或灯光下，可见闪烁的白色细小结晶物。气膻，味微苦。

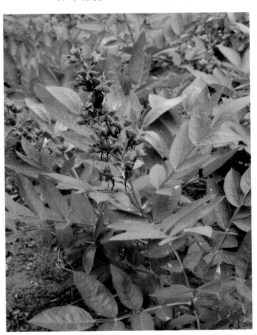

白鲜果枝 Dictamnus dasycarpus

⊙【炮制及饮片】

除去杂质，洗净，稍润，切厚片，干燥。

⊙【性味功能】

味苦，性寒。有清热燥湿，祛风解毒的功能。

⊙【主治用法】

用于湿热疮毒，黄水疮，湿疹，风疹，疥癣，疮癞，风湿痹，黄疸尿赤等症。用量4.5～9g。外用适量，煎汤洗或研粉敷。

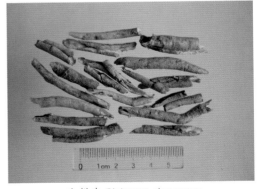

白鲜皮 Dictamnus dasycarpus

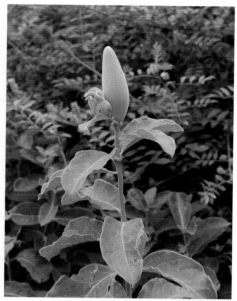

白薇果枝 *Cynanchum atratum*

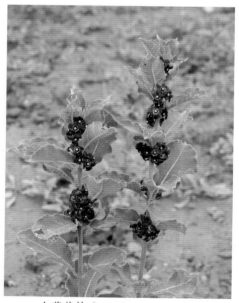

白薇花枝 *Cynanchum atratum*

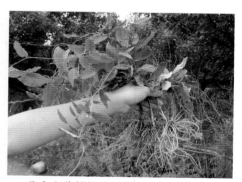

蔓生白薇鲜根 *Cynanchum versicolor*

白薇

白薇 Baiwei

⊙【来源】

　　白薇为萝藦科(Asclepiadaceae)植物白薇和蔓生白薇的根及根茎。

⊙【原植物】

　　1. 白薇 *Cynanchum atratum* Bge. 别名：老鸹瓢根，白马尾，直立白薇。

　　多年生草本，高30～70cm，有香气。植株体有白色乳汁。根茎短，下端簇生多数细长条状根，长近20cm，直径约3mm，淡黄色。茎直立，圆柱形，绿色，不分枝，密生灰白色短毛。叶对生，有短柄，叶卵形或卵状长圆形，长5～12cm，宽3～8cm，先端短渐尖，基部圆形，全缘，两面均生白色绒毛，尤以叶下面及脉上为密。花多数，在茎顶叶腋密集成伞形聚伞花序，无总花梗，花暗紫色，直径约1cm；花萼5深裂，裂片披针形，绿色，外有绒毛，内面基部有3个小腺体；花冠辐状，5深裂，外有短毛及缘毛；副花冠5裂，裂片盾状，与合蕊柱等长；雄蕊5，花药顶端有1膜片，花粉块每药室1个，长圆状膨大，下垂；子房上位，柱头扁平。蓇葖果单生，角状长椭圆形，长5～10cm，直径5～15mm。种子多数，卵圆形，有狭翅，种毛白色，长约3cm。花期5～7月，果期8～10月。

　　2. 蔓生白薇 *Cynanchum versicolor* Bunge　别名：蔓白薇，变色白薇。

　　与白薇的区别为：茎上部蔓生，花较小，直径1cm，初开时黄绿色，后渐变为黑紫色。副花冠小形，较蕊柱短。植株体无白色乳汁。

⊙【生境分布】

　　生于河边、荒地、草丛中、山坡及林缘，分布于东北及河北、山西、陕西、河南、山东、江苏、福建、台湾、湖北、湖南、广东、广西、贵州、四川、云南等省、自治区。蔓生白薇生于山地，分布于辽宁、河北、山西、山东、安徽、河南等省。

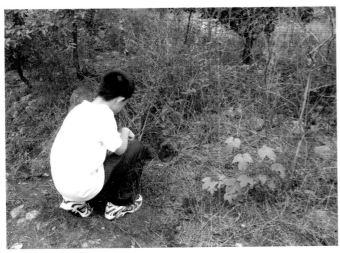
蔓生白薇生茎 Cynanchum versicolor

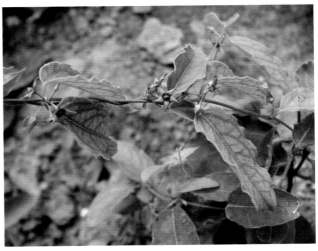
蔓生白薇花枝 Cynanchum versicolor

⊙【采收加工】

春、秋季采挖根部，除去地上部分，洗净泥土，晒干。

⊙【药材性状】

1. 白薇：根茎近圆柱形，有结节，长1.5～5cm，直径0.5～1.5cm，上面有数个茎痕，有时有茎基，下面及两侧簇生多数细长的根，根细圆柱形，长5～20cm，直径1～2mm，稍弯曲，黄棕色或棕色，平滑或有细皱纹。质脆，易折断，断面平坦，皮部黄白色，中央木部小，黄色。气微，味微苦。

2. 蔓生白薇：根茎较细，长2～6cm，直径4～8mm。残存茎基较细，直径5mm，根多弯曲。

⊙【炮制及饮片】

除去杂质，洗净，润透，切段、干燥。

⊙【性味功能】

味苦、咸，性寒。有清热凉血，利尿通淋，解毒疗疮的功能。

⊙【主治用法】

用于温邪伤营发热，阴虚发热，骨蒸劳热，产后血虚发热，热淋，血淋，痈疽肿毒。用量4.5～9g。

白薇饮片(蔓生白薇 Cynanchum versicolor)　　白薇药材(白薇 Cynanchum atratum)　　白薇药材(蔓生白薇 Cynanchum versicolor)

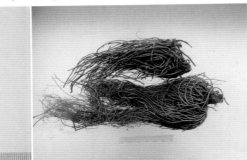
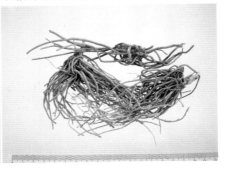

混 伪 品

一、白前与白薇在某些地区有颠倒错用情况。

二、除上述两种植物作白薇外，合掌消、竹灵消、华北白前、徐长卿在一些地方或民间也混作白薇使用。

三、白前与白薇类似品原植物检索表：

1. 茎缠绕或下部直立，上部缠绕……………………………………………………蔓生白薇 Cynanchum versicolor

1. 茎直立。

2. 花冠内面被毛。

3. 叶卵形，卵状长圆形或宽椭圆形，宽1.5~5厘米………………………………合掌消 Cynanchum amplexicaule

3. 叶线形或线状披针形，宽0.8~1.7厘米…………………………………………柳叶白前 Cynanchum stauntonii

2. 花冠内面无毛。

4. 叶卵形、卵状长圆形或宽椭圆形。

5. 叶两面密被白色绒毛；花冠深紫色……………………………………………白薇 Cynanchum atratum

5. 叶两面无毛或仅脉被微毛；花冠黄或白色……………………………………竹灵消 Cynanchum inamoenum

4. 叶线形、窄椭圆形或长披针形。

6. 叶无毛。

7. 茎被单列柔毛或无毛；叶卵状披针形，先端长渐尖；花冠紫或深红色………华北白前 Cynanchum mongolicum

7. 茎被二列柔毛；叶长圆形或长圆状披针形，先端钝；花冠黄色……………白前 Cynanchum glaucescens

6. 叶常被毛……………………………………………………………………………徐长卿 Cynanchum paniculatum

合掌消 Cynanchum amplexicaule
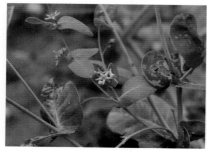

华北白前 Cynanchum mongolicum
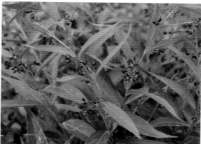

柳叶白前 Cynanchum stauntonii
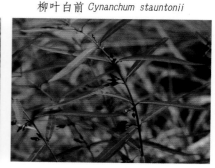

白前 Cynanchum glaucescens
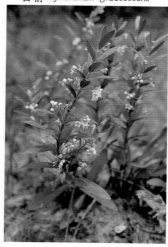

徐长卿 Cynanchum paniculatum
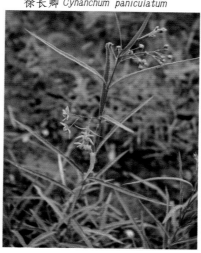

竹灵消 Cynanchum inamoenum
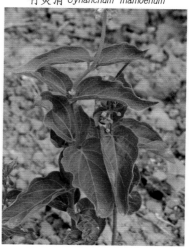

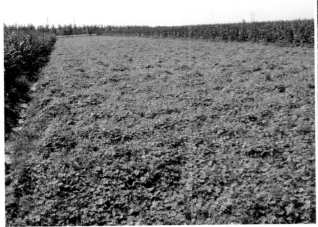
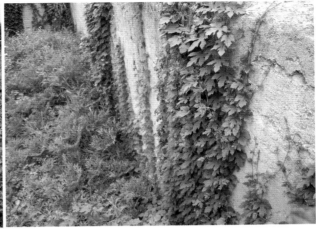

栝楼种植园 *Trichosanthes kirilowii*　　　　双边栝楼生境 *Trichosanthes rosthornii*

瓜蒌

瓜蒌 Gualou

⊙【来源】

瓜蒌为葫芦科(Cucurbitaceae)植物栝楼和双边栝楼的果实。

⊙【原植物】

1. 栝楼　*Trichosanthes kirilowii* Maxim.，参见"天花粉"项。

2. 双边栝楼　*Trichosanthes rosthornii* Harms，参见"天花粉"项。

⊙【生境分布】

参见"天花粉"项。

栝楼果枝 *Trichosanthes kirilowii*　　　　栝楼雄花枝 *Trichosanthes kirilowii*

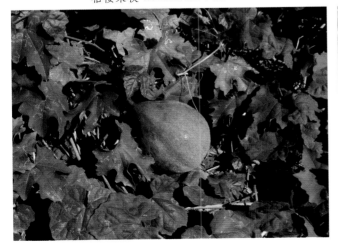
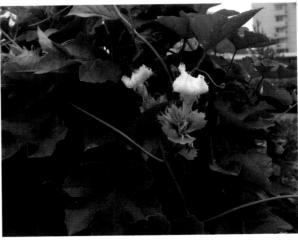

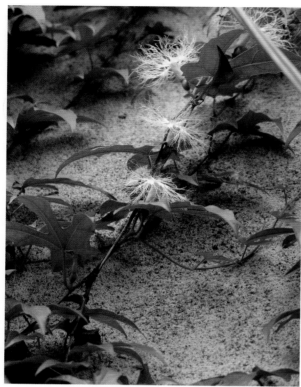

双边栝楼雌花枝 *Trichosanthes rosthornii*

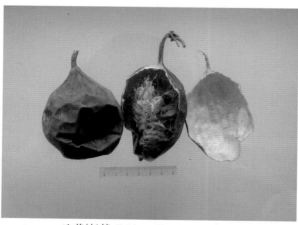

瓜蒌(栝楼 *Trichosanthes kirilowii*)

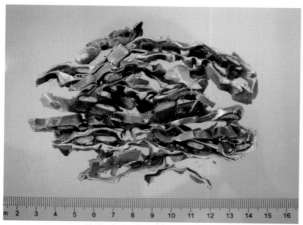

瓜蒌饮片(栝楼 *Trichosanthes kirilowii*)

⊙【采收加工】

秋季采摘成熟果实，除去果梗，放通风处阴干。

⊙【药材性状】

1. 栝楼　果宽椭圆形至球形，长7～10.5cm，果瓤橙黄色，黏稠，与多数种子黏结成团，果梗长4～11cm。果皮外表面橙红色或深橙黄色，顶端钝圆，柱基短小，梗端稍窄，梗基径8～10mm，周围有纵皱纹，其余部分皱纹围成不规则多角形的皱格，此格长5～8mm，宽2～6mm；内表面黄白色，有筋脉纹。种子卵状椭圆形，扁平，长11～16mm，宽7～12mm，厚3～3.5mm。黄棕色至棕色，种脐端稍窄微凹，另端钝圆，表面平滑，沿边缘有一圈棱线，两侧稍不对称，种脊生于较突出一侧。

2. 双边栝楼　果宽椭圆形，长8～22cm，直径6.5～10cm，果瓤橙黄色，黏稠，与多数种子黏结成团，果梗长4.5～8cm。果皮较薄浅棕色，不甚皱至皱缩，皱格呈不规则长方形，长8～20mm，果梗痕较大。种子矩状椭圆形，甚扁平，长15～18mm，宽8～9mm，厚4～5mm，深棕色，略粗糙，距边缘稍远处有一圈明显棱线。

⊙【炮制及饮片】

除去梗及泥沙，压扁，切丝或切块。

⊙【性味功能】

味甘苦，性寒。有清热涤痰，宽胸散结，润燥滑肠的功能。

⊙【主治用法】

用于痰热咳嗽，心胸闷痛，胁痛，黄疸，糖尿病，便秘，乳腺炎，痈肿疮毒。用量9～15g。不宜与乌头类同用。

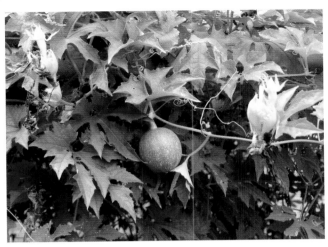

双边栝楼果枝 Trichosanthes rosthornii

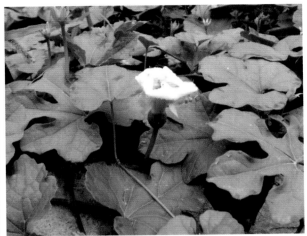

栝楼雌花枝 Trichosanthes kirilowii

瓜蒌子

瓜蒌子 Gualouzi

⊙【来源】

瓜蒌子为葫芦科(Cucurbitaceae)植物栝楼和双边栝楼的干燥成熟种子。

⊙【原植物】

1.栝楼 *Trichosanthes kirilowii* Maxim.，参见"天花粉"项。

2.双边栝楼 *Trichosanthes rosthornii* Harms，参见"天花粉"项。

⊙【生境分布】

参见"天花粉"项。

⊙【采收加工】

秋季采摘成熟果实，收集种子，洗净，晒干。

⊙【药材性状】

1.栝楼 种子卵状椭圆形，扁平，长 11～16mm，宽 7～12mm，厚 3～3.5mm。黄棕色至棕色，种脐端稍窄微凹，另端钝圆，表面平滑，沿边

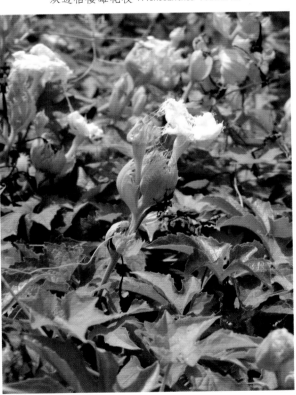

双边栝楼雄花枝 Trichosanthes rosthornii

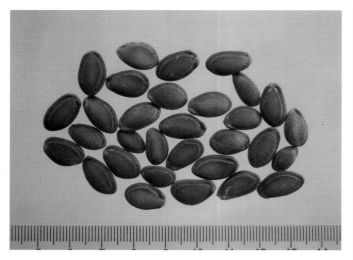

瓜蒌子(栝楼 *richosanthes kirilowii*)

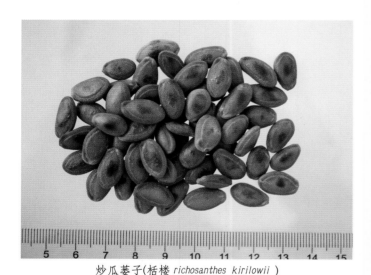

炒瓜蒌子(栝楼 *richosanthes kirilowii*)

瓜蒌子(双边栝楼 *Trichosanthes rosthornii*)

缘有一圈棱线，两侧稍不对称，种脊生于较突出一侧。

2. 双边栝楼　种子矩状椭圆形,甚扁平,长15～18mm,宽8～9mm,厚4～5mm,深棕色,略粗糙,距边缘稍远处有一圈明显棱线。

⊙【炮制及饮片】

瓜蒌子:除去杂质及干瘪的种子,洗净,晒干;用时捣碎。

炒瓜蒌子:取净瓜蒌子,清炒至微鼓起;用时捣碎。

⊙【性味功能】

味甘,性寒。有润肺化痰,滑肠通便的功能。

⊙【主治用法】

用于咳嗽黏痰不易咳出,糖尿病,痈肿,乳少,便秘。用量9～15g。不宜与乌头类药物同用。

瓜蒌皮

瓜蒌皮 Gualoupi

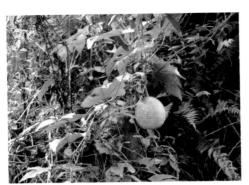

双边栝楼果枝 Trichosanthes rosthornii

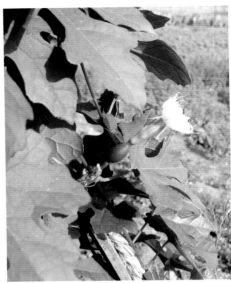

栝楼雌花枝 Trichosanthes kirilowii

⊙【来源】

瓜蒌皮为葫芦科(Cucurbitaceae)植物栝楼和双边栝楼的果皮。

⊙【原植物】

1．栝楼 Trichosanthes kirilowii Maxim.，参见"天花粉"项。

2．双边栝楼 Trichosanthes rosthornii Harms，参见"天花粉"项。

⊙【生境分布】

参见"天花粉"项。

⊙【采收加工】

秋季采摘成熟果实，鲜果纵剖成瓣，去果瓤及种子，阴干。

⊙【药材性状】

1．栝楼 栝楼壳半球形或椭圆形，内卷，外表面橙红色或深橙黄色，顶端钝圆，柱基短小，梗端稍窄，梗基径8～10mm，周围有纵皱纹，其余部分皱纹围成不规则多角形的皱格，此格长5～8mm，宽2～6mm；内表面黄白色，有筋脉纹。质较脆，易破裂，断面类白色。气臭焦糖样；味淡，微酸。

2、双边栝楼 与栝楼相似，但果皮较薄，浅棕色，不甚皱至皱缩，皱格呈不规则长方形，长8～20mm，果梗痕较大。

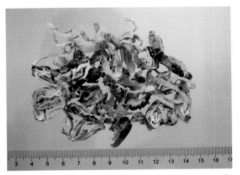

瓜蒌皮饮片(双边栝楼 Trichosanthes rosthornii)

⊙【炮制及饮片】

洗净，稍晾，切丝，晒干。

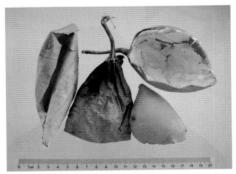

瓜蒌皮药材(栝楼 Trichosanthes kirilowii)

⊙【性味功能】

味甘，性寒。有清化热痰，利气宽胸的功能。

⊙【主治用法】

用于痰热咳嗽，心胸闷痛，胁痛，黄疸，糖尿病，便秘，乳腺炎，痈肿疮毒。用量9～15g。不宜与乌头类同用。

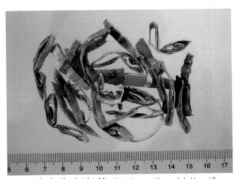

瓜蒌皮饮片(栝楼 Trichosanthes kirilowii)

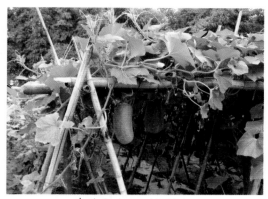
冬瓜 Benincasa hispida

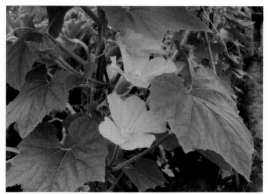
冬瓜花枝 Benincasa hispida

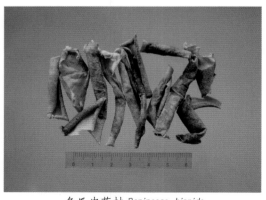
冬瓜皮药材 Benincasa hispida

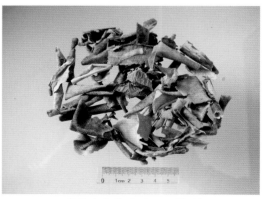
冬瓜皮饮片 Benincasa hispida

冬瓜皮

冬瓜皮 Dongguapi

⊙【来源】

冬瓜皮为葫芦科(Cucurbitaceae)植物冬瓜的干燥果皮。

⊙【原植物】

冬瓜 Benincasa hispida (Thunb.) Cogn. 别名：白瓜、白瓜皮。

一年生攀援草本。茎粗壮，密生黄褐色刺毛，卷须2～3分叉。叶互生，叶柄粗长，叶5～7掌状浅裂达中部，五角状宽卵形或肾状，长宽均15～30cm，先端尖，基部心形，边缘有细锯齿，两面有粗硬毛。花雌雄同株，单生于叶腋，花梗有硬毛；花萼管状，5裂，裂片三角状卵形，反曲，边缘有齿；花冠黄色，5裂至基部，外展；雄花有雄蕊3，花丝分生，药室呈"S"形折曲；雌花子房长圆筒状或卵形，密生黄褐色长硬毛，柱头3。瓠果大型，长圆柱状或近球形，长25～60cm，直径18～35cm，果皮淡绿色，有毛及蜡质白粉。种子多数，卵形或长卵形，白色或黄白色，扁平，有狭翅。花期5～6月。果期7～9月。

⊙【生境分布】

全国各地均有栽培。

⊙【采收加工】

食用冬瓜时，洗净，削取外层果皮，晒干。

⊙【药材性状】

为不规则的碎片，常向内卷曲，大小不一。灰绿色或黄白色，被有白霜，有的较光滑而不被白霜；内表面较粗糙，有的可见筋脉状维管束。体轻，质脆。无臭，味淡。

⊙【炮制及饮片】

除去杂质，洗净，切块或宽丝，晒干。

⊙【性味功能】

味甘，性凉。有清热利尿，消肿的功能。

⊙【主治用法】

用于水肿胀满，小便不利，暑热口渴，小便短赤。用量9～30g。

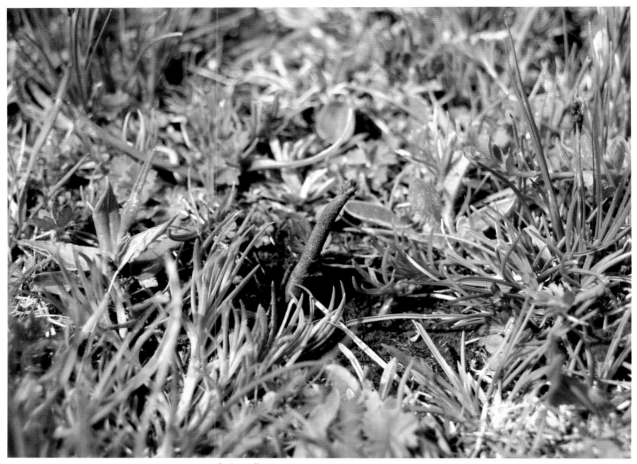

冬虫夏草 *Cordyceps sinensis*

冬虫夏草

冬虫夏草 Dongchongxiacao

⊙【来源】

　　冬虫夏草为麦角菌科（Clavicipitaceae）真菌冬虫夏草寄生在蝙蝠蛾科昆虫的子座及幼虫尸体的复合体。

⊙【原植物】

　　冬虫夏草 *Cordyceps sinensis*（Berk.）Sacc. 别名：虫草，冬虫草。

　　冬虫夏草菌菌丝侵入冬季寄生于土中蝙蝠蛾的幼虫体内，吸取其养分，使幼虫体内充满菌丝而死。夏季子囊菌的子实体从寄主幼虫的头部生出土外，常单一，或偶有2~3个，呈细长棍棒状，全长4~11cm，顶端膨大部分为子座，下面不育柄长3~8cm。子座近圆筒形，灰棕色，长1.5~3.5cm，直径2~4mm，幼时内部中间充塞，成熟后中空。柄基部留在土中与幼虫头部相连，幼虫深黄色，细长圆柱

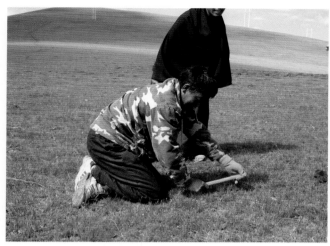

冬虫夏草采挖 *Cordyceps sinensis*

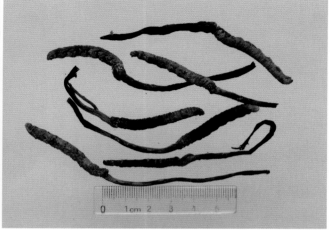

冬虫夏草药材 *Cordyceps sinensis*

状，长3~5cm，有20~30节，腹足8对，形似蚕。

⊙【生境分布】

寄生在生于海拔3000~4200米高山草甸地带鳞翅目的幼虫上。分布于甘肃、青海、四川、贵州、云南、西藏等省区。

⊙【采收加工】

6~7月间，当子座露出土面，孢子未发散时挖出，刷去泥土及虫体外层粗皮，烘干或晒干。或喷黄酒使虫体变软，整直虫体，7~8条扎成小把，再用微火烘干。

⊙【药材性状】

虫体全长5~14.5cm，分为虫体与真菌子实体相连而成。虫体似幼蚕，长2.7~4.8cm，直径3~4mm；表面深黄色至棕黄色，有环状皱纹20~30个，近头部环纹较细；头部红棕色，有足3对，中部有足4对，较明显，尾部1对。质脆，易折断。子实体深棕色，细圆柱形，长2.5~8cm，上部膨大部处为子座，直径2~4mm。子座顶端有一突起，长约3mm，为不育部分。气微腥，味微苦。

⊙【性味功能】

味甘，性温。有补肺益肾，止喘咳，补精气，扶正抑癌，提高免疫力的功能。

⊙【主治用法】

用于癌症晚期出现肾上腺皮质及甲状腺功能低下而呈现脾肾阳虚症患者；用于久咳虚喘，劳嗽咯血，阳痿遗精，腰膝酸痛。用量3~9g。阴虚火旺者，不宜单独使用。

 混伪品

常见的伪品为用面粉经加工压模而成的伪冬虫夏草。伪品无冬虫夏草之功效，应坚决取缔。

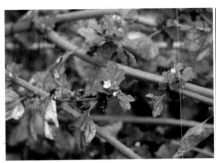
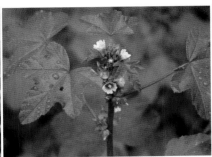
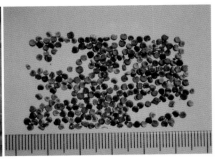

冬葵花果枝 *Malva verticillata*　　　　冬葵花枝 *Malva verticillata*　　　　冬葵果（分果瓣 *Malva verticillata*）

冬葵果

冬葵果 Dongkuiguo

⊙【来源】

冬葵果为锦葵科(Malvaceae)植物冬葵的干燥成熟果实。

⊙【原植物】

冬葵 *Malva verticillata* L.

一年生或多年生草本，高60~90cm，全株被星状柔毛。根单生，有时分枝，长而弯曲。茎直立，多分枝。单叶互生，叶柄长2~9cm，叶片掌状5~7裂，近圆形，基部心形，裂片卵状三角形，边缘有不规则锯齿。花数朵至十数朵簇生叶腋，花淡粉色；花梗长约2.5cm；萼杯状，5齿裂；花瓣5，三角状卵形；雌蕊联合成短柱状。蒴果扁球形，生于宿萼内，由10~11心皮组成，熟后心皮彼此分离并与中轴脱离，形成分果。

⊙【生境分布】

生于村边、路旁、田埂草丛中，也有栽培，分布于吉林、辽宁、河北、陕西、甘肃、青海、江西、湖南、四川、贵州、云南等省。

⊙【采收加工】

夏、秋二季果实成熟时采收果实，除去杂质，阴干。

⊙【药材性状】

冬葵果呈扁球状盘形，直径4~7mm，外被膜质宿萼。宿萼钟状，黄绿色或黄棕色，有的微带紫色，先端5齿裂，裂片内卷，其外有条状披针形的小苞片3片。果梗细短。果实由分果瓣10~12枚组成，在圆锥形中轴周围排成1轮，分果类扁圆形，直径1.4~2.5mm，表面黄白色或黄棕色，具隆起的环向细脉纹。种子肾形，棕黄色或黑褐色。气微，味涩。

⊙【性味功能】

味甘、涩，性凉。有清热，利尿，消肿，下乳的功能。

⊙【主治用法】

用于尿路感染，尿闭，水肿，乳汁不通。用量3~9g。

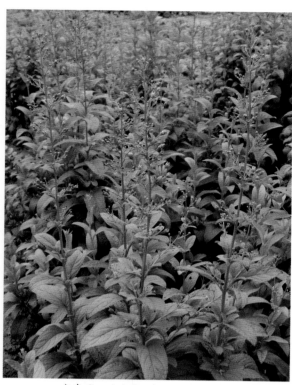

玄参 *Scrophularia ningpoensis*

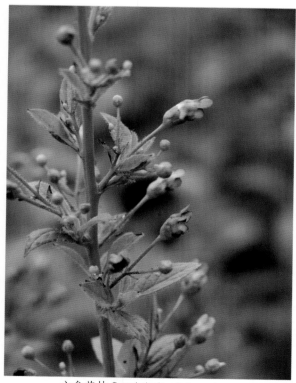

玄参花枝 *Scrophularia ningpoensis*

玄参
玄参 Xuanshen

⊙【来源】

玄参为玄参科(Scrophulariaceae)植物玄参的干燥根。

⊙【原植物】

玄参*Scrophularia ningpoensis* Hemsl.别名：元参，浙玄参。

多年生草本，高60～120cm。根肥大，圆锥形或纺锤形，下部常分叉，外皮灰黄色或灰褐色，干时内部变黑，茎直立四棱形，常带暗紫色，有腺状柔毛。下部叶对生，上部叶有时互生，均有柄，叶卵形或卵状披针形，长7～20cm，宽3.5～12cm，先端尖，基部圆形或近截形，边缘有细锯齿。聚伞花序顶生，疏散开展，圆锥状，总花梗长1～3cm，花序轴及花梗有腺毛；花萼5深裂，裂片近圆形，边缘膜质；花冠暗紫色，管部斜壶状，先端5裂，上面2裂片较长而大，侧面2裂片次之，下面1裂片最小；雄蕊4，2强，退化雄蕊鳞片状，贴生于花冠管上；子房上位，2室，花柱细长。蒴果卵球形，长8～9mm，先端有喙。花期7～8月。果期8～9月。

⊙【生境分布】

生于溪边、山坡、林下及草丛。分布于河南、山西、江苏、安徽、浙江、江西、福建、湖北、湖南、广东北部、陕西、四川、贵州等省，现各地有栽培。

⊙【采收加工】

冬季采挖，除去根茎、幼芽、须根及泥沙，晒或烘至半干，堆放3～6天，反复数次至干燥。

⊙【药材性状】

根近圆柱形，中部稍粗，有的微弯，长6～20cm，直径1～3cm。灰黄色或棕褐色，有纵沟和横向皮孔，

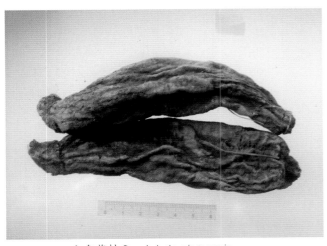
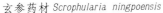

玄参药材 Scrophularia ningpoensis

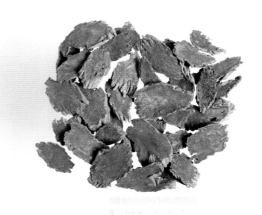

玄参饮片 Scrophularia ningpoensis

偶有短细根或细根痕。质坚实，难折断，断面稍平坦，乌黑色，稍有光泽。有焦糖气，味甘、微苦。以水浸泡，呈墨黑色。

⊙【炮制及饮片】

除去残留根茎及杂质，洗净，润透，切薄片，干燥；或微泡，蒸透，稍晾，切薄片，干燥。

⊙【性味功能】

味苦、咸，性寒。有滋阴降火，解毒，生津，润燥的功能。

⊙【主治用法】

用于阴虚火旺，热病烦毒，失眠，潮热，盗汗，目赤，发斑，齿龈炎，扁桃体炎，咽喉炎，痈肿，疮毒，瘰疬，急性淋巴结炎，淋巴结结核，肠燥便秘。用量6~12g。不宜与藜芦同用。

混伪品

北玄参花枝 Scrophularia buergeriana

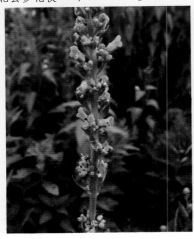

北玄参 Scrophularia buergeriana

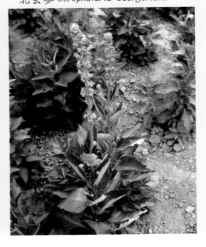

玄参科植物北玄参 Scrophularia buergeriana 容易与玄参混淆，主要区别点为：聚伞花序集成顶生穗状花序或近头状花序，花黄色。

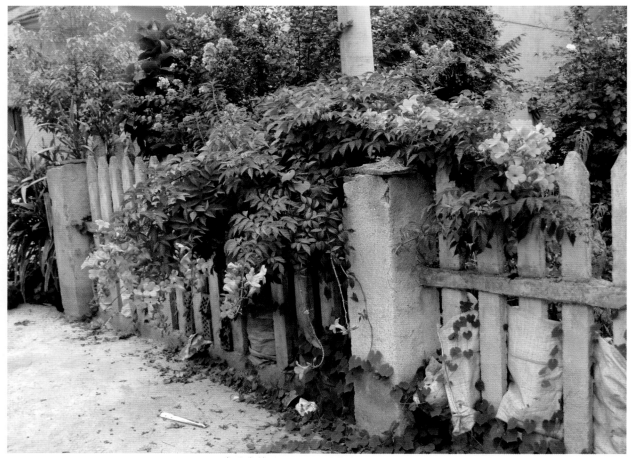

凌霄生境 *Campsis grandiflora*

凌霄花

凌霄花 Lingxiaohua

⊙【来源】

凌霄花为紫薇科（Bignoniaceae）植物凌霄及美洲凌霄的干燥花。

⊙【原植物】

1. 凌霄 *Campsis grandiflora* (Thunb.) Loisel. ex K. Schumann. 别名：紫薇花。

落叶木质攀援藤本，高达10m，茎绿色或灰白色，具红色或灰白色皮孔，老茎具棱状、网状裂纹，结处常生有攀援气生根。单数羽状复叶，对生，小叶7～9片，小叶柄短，两小叶间有无色或淡紫色毛茸，叶卵形至卵状披针形，长3～9cm，宽2～5cm，先端渐尖，基部不对称，边缘有粗锯齿，侧脉6～7对，两面平滑无毛；三出聚伞花序集成顶生的圆锥花序，花稀疏；花萼筒钟形，绿色，长2.4～3cm，有5条凸起的纵脉，5裂至中部，裂片披针形，微弯曲；花大，漏斗状，外面橙黄色，内面橙红色，长约6.5～8cm，裂片半圆形；雄蕊4枚，弯曲，2强，花丝细长，花药'个'字形着生；子房上位长圆形，2室，胚珠多数，基部有花盘，花柱一枚，细长，伸出花冠外，柱头2裂。蒴果细长，长10～23cm，有柄，顶

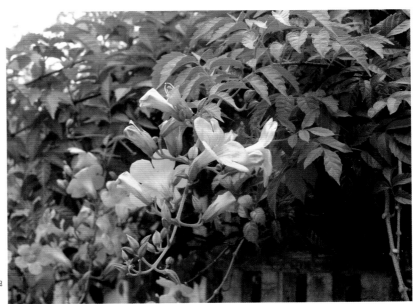

凌霄 *Campsis grandiflora*

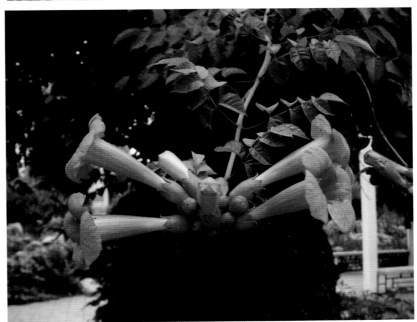

美洲凌霄 *Campsis radicans*

端钝，基部狭细，室背开裂成2瓣，果瓣由隔膜分开。种子多数，扁平，两端有翅。花期6~8月，果期7~11月。

　　2. 美洲凌霄　*Campsis radicans* (L.) Seem. 别名：美洲凌霄花。

　　形态与凌霄花相似，区别于小叶5~15片，椭圆形或长圆形，先端尾尖。花萼分裂较浅，裂片三角形，向外微卷，无突起纵棱；花冠橙红色或深红色，质厚。蒴果长8~17cm。

⊙【生境分布】

　　凌霄生于山谷、溪旁、疏林下，攀援于树上或石壁上，常见栽培于庭院，分布于河北、河南、陕西及长江以南各省。美洲凌霄原产美洲，现园林或庭院广为栽培，分布于北京、江苏、湖南、广东等省。

⊙【采收加工】

　　6~8月择晴天采收，以花未完全开放者为好，摘后洗净晒干或用微火烘烤可保持花的颜色。

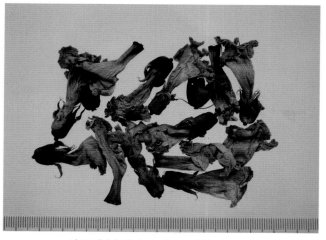

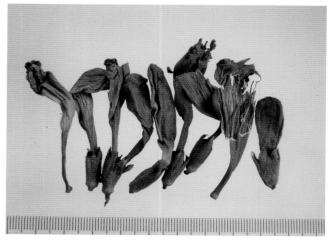

凌霄花(凌霄 *Campsis grandiflora*)　　　　　凌霄花(美洲凌霄 *Campsis radicans*)

⊙ 【药材性状】

　　1. 凌霄　多皱缩或折叠，长5~8cm。花萼钟形，长1~2.6cm，筒部直径5~8mm，灰绿色，质薄，先端5裂至中部；裂片披针形，顶端长而尖，中央有一条凸起的纵脉纹，裂片相接处有一条不明显的纵纹。花冠外面淡黄棕色，内面红棕色；水浸软后展开呈漏斗状，先端5裂，裂片半圆形，宽3~4cm，表面具棕红色脉纹。雄蕊4，2强，着生于花冠中部，不伸出花冠外。雌蕊1，子房上位，2室，胚珠多数，柱头2裂，扁长圆形，常反卷。气味香，味微苦而后酸。

　　2. 美洲凌霄　完整花朵长6~7cm。萼筒长1.5~2cm，5齿裂，长为萼筒的1/3，三角状，无明显纵棱。花冠内面有明显深棕色脉纹。

⊙ 【性味功能】

　　味甘、酸，性寒。有行血祛瘀，凉血祛风的功能。

⊙ 【主治用法】

　　用于经闭癥瘕，产后乳肿，风疹发红，皮肤瘙痒，痤疮，小腹疼痛，白带等症。用量4.5~9g。孕妇慎用。

　　　　玄参科植物毛泡桐 *Paulownia tomentosa* 的干燥花为混淆品。

　　　　毛泡桐为落叶乔木，高达20m。叶对生，叶柄长3~15；叶纸质，卵状心形，长15~35cm，宽10~20cm。圆锥花序塔形，长20~50cm，小聚伞花序具花3~5朵；花萼浅钟形，长约15mm，5裂至中部或深裂，裂片卵状三角形，外面绒毛不脱落；花冠淡紫色，钟形。

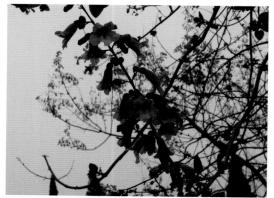

毛泡桐 *Paulownia tomentosa*

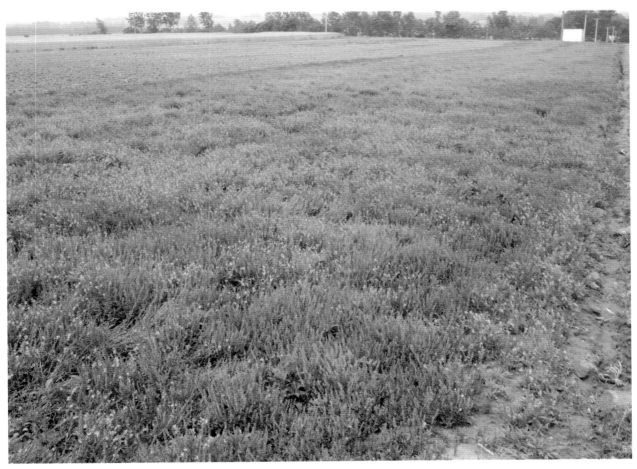

半枝莲生境 *Scutellaria barbata*

半枝莲

半枝莲 banzhilian

◎【来源】

半枝莲为唇形科(Labiatae)植物半枝莲的干燥全草。

◎【原植物】

半枝莲 *Scutellaria barbata* D. Don 别名：狭叶韩信草，并头草，对叶草。

多年生直立草本，高 15～50cm。茎四棱形，多分枝，下部匍匐生根。叶交互对生，有短柄；叶三角状长卵形或披针形，长 1.5～3cm，宽 0.6～1.5cm，先端稍钝，基部截形或近心形，边缘有波状疏钝锯齿，上面被稀柔毛，下面仅叶脉及边缘有稀柔毛。花顶生于茎及分枝上部，每轮有花 2 朵并生，集成偏向一侧的总状花序；花萼钟状，萼筒外密生短柔毛，内面无毛，萼片 5，二唇形，上唇背部附有盾片，高约 1mm，果时增大；花冠蓝紫色，长约 1.3cm，外面密生长柔毛，内面无毛，冠筒基部前方囊状，下唇中间裂片盔状；雄蕊 4，2 强；花柱着生于子房基部，柱头 2 裂。果实成熟时上萼筒开裂而脱落，下萼筒宿存，小坚果 4，扁球形，有小瘤状突起。花期 5～10 月。果期 6～11 月。

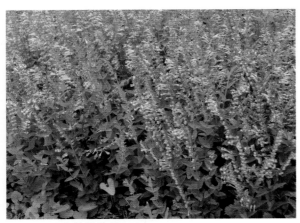
半枝莲花株 *Scutellaria barbata*

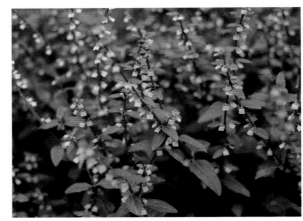
半枝莲果株 *Scutellaria barbata*

⊙【生境分布】

生于溪滩边、田岸及林区路旁。分布于河北、河南、山西、安徽、江苏、江西、浙江、福建、台湾、湖北、陕西、云南、贵州及四川等地。

⊙【采收加工】

夏、秋二季茎叶茂盛时割取全草，洗净，晒干或鲜用。

⊙【药材性状】

长15~35cm，无毛或花轴上疏被毛。根纤细。茎丛生，较细，方柱形；暗紫色或棕绿色。叶对生，有短柄；叶片多皱缩，展平后呈三角状卵形或披针形，长1.5~3cm，宽0.5~1cm；先端钝，基部宽楔形，全缘或有少数不明显的钝齿；上表面暗绿色，下表面灰绿色。花单生于茎枝上部叶腋，花萼裂片钝或较圆；花冠二唇形，棕黄色或浅蓝紫色，长约1.2cm，被毛。果实扁球形，浅棕色。气微，味微苦。

⊙【炮制及饮片】

除去杂质，洗净，切段。

⊙【性味功能】

味辛、微苦，性平。有清热解毒，散瘀止血，消肿止痛，利尿消肿的功能。

⊙【主治用法】

用于吐血，衄血，血淋，赤痢，肺痈，肠痈，黄疸，咽喉肿痛，疔疮肿毒，跌打损伤，毒蛇咬伤，水肿，黄疸。用量15~30g；鲜品30~60g；外用鲜品适量，捣烂敷患处。

半枝莲药材 *Scutellaria barbata*

半枝莲饮片 *Scutellaria barbata*

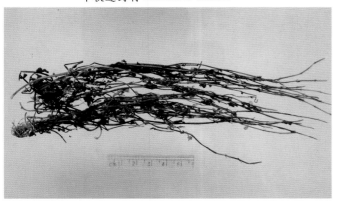

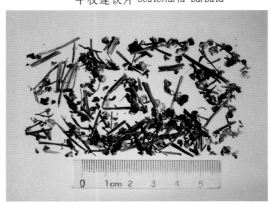

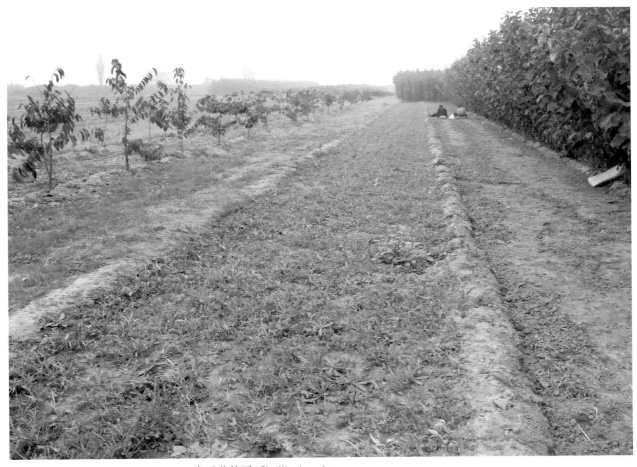

半夏种植园 *Pinellia ternate*

半夏花株 *Pinellia ternate*

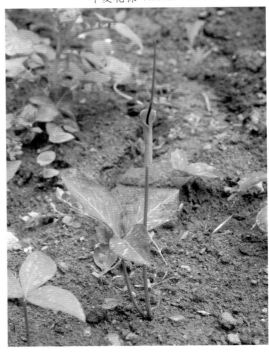

半夏；法半夏

半夏 Banxia；法半夏 Fabanxia

⊙【来源】

半夏为天南星科（Araceae）植物半夏的干燥块茎。法半夏为半夏的炮制品。

⊙【原植物】

半夏 *Pinellia ternate* (Thunb.) Breit. 别名：三叶半夏，三步跳，地雷公。

多年生草本，高15~30cm。块茎圆球形，直径1~2cm。叶常1~2，叶柄长10~20cm，叶柄下部及叶的基部各生1白色或紫色珠芽；幼苗为单叶，卵状心形，长2~3cm，高2~2.5cm；2~3年生老叶为3全裂，裂片长椭圆形或披针形，中间裂片较大，长3~10cm，宽2~4cm，两侧裂片较

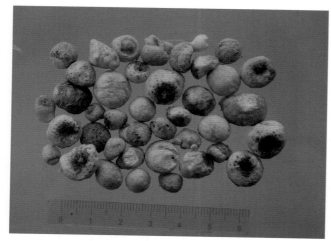

半夏药材 *Pinellia ternate*

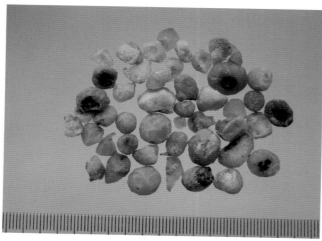

姜半夏

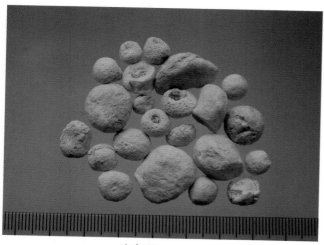

法半夏

短，先端锐尖，基部楔形，全缘或微波状圆齿。花单性同株，肉穗花序，柄长于叶柄，佛焰苞绿色或绿白色，管部圆柱形；长6～7cm，肉穗花序先端附属物青紫色，细长而尖，长6～10cm，稍呈"之"字形弯曲，伸出佛焰苞外；雄花着生于肉穗花序上部；雌花在下部，二者相距5～8mm。浆果卵状椭圆形或卵圆形，绿色，长4～5mm，花柱宿存。花期5～7月。果期8～9月。

⊙【生境分布】

生于草地，田边、荒地或河边。除内蒙古、新疆、西藏外，全国均有分布。

⊙【采收加工】

夏、秋二季均可采挖，洗净泥土，除去外皮及须根，晒干。本品有毒，用前需炮制。商品有制半夏、法半夏之分。

⊙【药材性状】

半夏块茎近球形或有的偏斜，直径1～1.5cm，白色或浅黄色，顶端有凹陷茎痕，周围有麻点状根痕，下部钝圆，光滑。质坚实，断面白色，富粉性，无臭，味辛辣，麻舌刺喉。

法半夏 呈类球形或破碎成不规则颗粒状。淡黄白色、黄色或棕黄色。质较松脆或硬脆，断面黄色或淡黄色，颗粒者质稍硬脆。气微，味淡略甘、微有麻舌感。

⊙【炮制及饮片】

生半夏：除去杂质，用时捣碎。

清半夏：取净半夏，大小分开，用8%白矾溶液浸泡至内无干心，口尝微有麻舌感，取出，洗净，切厚片，干燥。每100kg半夏，用白矾20kg。本品为椭圆形、类圆形或不规则片状，切面淡灰色至灰白色，可见灰白色点状或短线状维管束迹，有的残留栓皮处下方显淡紫红色斑纹。质脆，易折断，断面略呈角质样。气微，味微涩、微有麻舌感。

姜半夏：取净半夏，大小分开，用水浸泡至内无干心时；另取生姜切片煎汤，加白矾与半夏共煮透，取出，晾至半干，切薄片，干燥。每100kg半夏，用生姜25kg、白矾12.5kg。

本品为片状、不规则颗粒状或类球形。表面棕色至棕褐色。质硬脆，断面淡黄棕色，常具角质样光泽。气微香，味淡、微有麻舌感，嚼之略粘牙。

　　法半夏：取净半夏，大小分开，用水浸泡至内无干心，取出；另取甘草适量，加水煎煮二次，合并煎液，倒入用适量水制成的石灰液中，搅匀，加入上述已浸透的半夏，浸泡，每日搅拌1～2次，并保持浸液 pH 值12以上，至剖面黄色均匀，口尝微有麻舌感时，取出，洗净，阴干或烘干，即得。每100kg净半夏,用甘草15kg、生石灰10kg。

⊙【性味功能】

　　味辛、性温，有毒。有燥湿化痰，降逆止呕，消痞散结的功能。

⊙【主治用法】

　　用于痰饮喘咳，咳嗽气逆，胸脘痞闷，恶心呕吐，眩晕，痈疽。用量3～9g；生品外用消痈肿，适量研末调敷。注意：内服必须泡制后；反乌头。

混 伪 品

　　1. 天南星科植物水半夏 *Typhonium flagelliforme* 的块茎冒充半夏被大量使用，该植物叶片箭状长圆或箭状披针形。

　　2. 天南星科植物虎掌 *Pinellia pedatisectat* 的小块茎在部分地区混入半夏，该植物叶片鸟足状7～11裂。

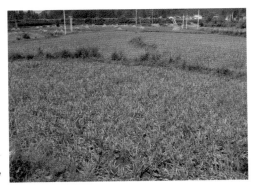

水半夏种植园▶
Typhonium flagelliforme

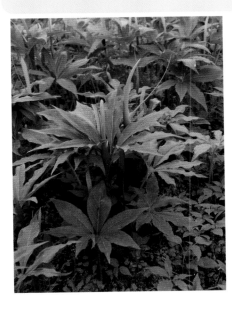

水半夏药材▶
yphonium flagelliforme

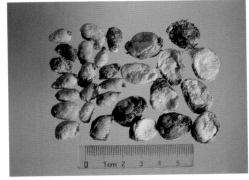

◀虎掌花株
Pinellia pedatisectat

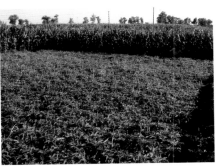

水半夏花株▶
yphonium flagelliforme

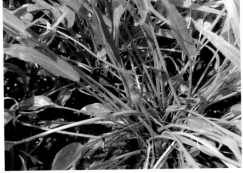

◀虎掌种植园
Pinellia pedatisectat

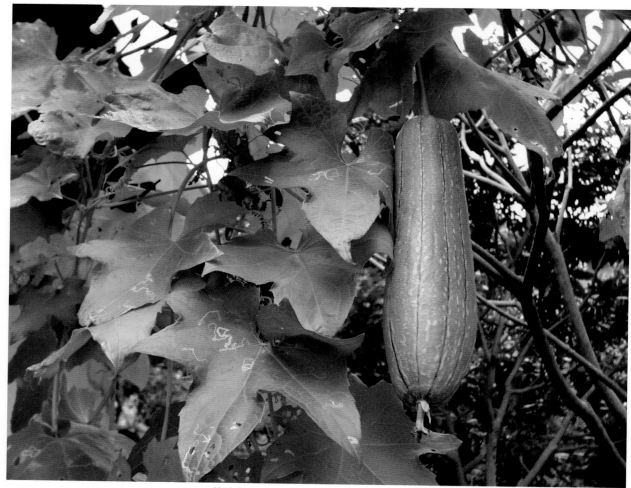

丝瓜 *Luffa cylindrica*

丝瓜络

丝瓜络　Sigualuo

⊙【来源】

丝瓜络为葫芦科(Cucurbitaceae)植物丝瓜的干燥成熟果实的维管束。

⊙【原植物】

丝瓜　*Luffa cylindrica* (L.) Roem. 别名：菜瓜。

一年生攀援草本。茎细长，有棱角，有粗毛，粗糙，卷须常3裂。叶互生，叶柄多角形，有柔毛；叶三角形或近圆形，长8～30cm，5～7裂，裂片近三角形，基部心形，边缘有波状浅齿，光滑无毛，老叶粗糙。花单性，雌雄同株；雄花聚成总状花序，先开放；雌花单生，有长柄；花萼绿色，5深裂，裂片倒卵形；雄花雄蕊5，花药2室，多回折弯曲，花丝分离；雌花子房下位，柱头3。瓠果长圆柱形，下垂，无棱角，长20～60cm，幼时肉质，有纵向浅沟或条纹，黄绿色，内有坚韧网状丝络。种子长卵形，扁

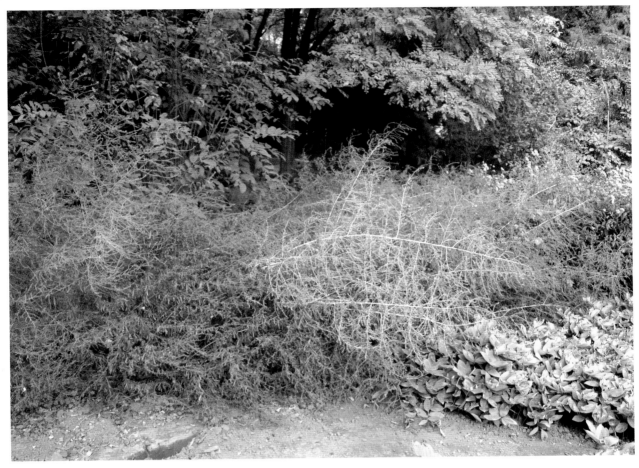

地肤生境 *Kochia scoparia*

地肤子

地肤子　Difuzi

⊙ 【来源】

地肤子为藜科(Chenopodiaceae)植物地肤的干燥成熟果实。

⊙ 【原植物】

地肤 *Kochia scoparia* (L.) Schrad. 别名：扫帚子，扫帚草，扫帚苗。

一年生草本。株高 50～100cm。根略成纺锤形。茎直立，多分枝，淡绿色或带紫红色，具多数纵棱。叶披针形或线状披针形，长 2～5cm，宽 3～7mm，先端短渐尖，基部渐狭，常具 3 条明显的主脉，边缘具疏生的锈色绢状缘毛；茎上部叶较小，无柄，1 脉。花两性或雌性，常 1～3 个簇生于叶腋，构成穗状圆锥花序；花被近球形，淡绿色，花被裂片近三角形；翅端附属物三角形至倒卵形，有时近扇形，膜质，边缘微波状或具缺刻；花丝丝状，花药淡黄色；柱头 2，丝状，紫褐色。胞果扁球形。种子卵形，黑褐色，稍有光泽；胚环形，外胚乳块状。花期 6～9 月，果期 7～10 月。

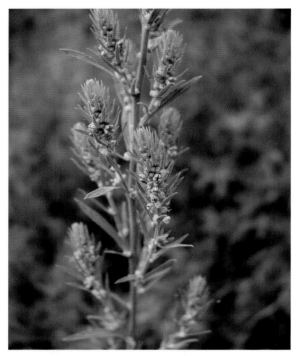

地肤花枝 Kochia scoparia

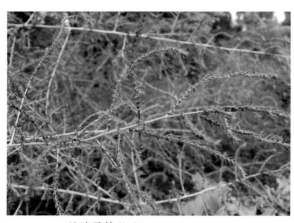

地肤果枝 Kochia scoparia

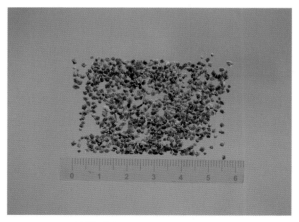

地肤子 Kochia scoparia

⊙【生境分布】

生于山野荒地、田野、路旁或庭院栽培，分布于全国各地区。

⊙【采收加工】

秋季果实成熟时采收植株，晒干，打下果实，除去杂质。

⊙【药材性状】

地肤子扁球状五角星形，直径1～3mm。外被宿存花被，灰绿色或浅棕色，周围具5枚三角状膜质小翅，先端有缺刻状浅裂，下面中心有微突起点状果梗痕及放射状脉纹5～10条；果皮膜质，半透明，质脆易剥离；种子扁卵形，褐棕色，有网状皱纹，长约1.5mm，黑色。胚绿黄，油质，胚乳白色。气微，味微苦。

⊙【性味功能】

味辛、苦，性寒。有清热利湿，祛风止痒的功能。

⊙【主治用法】

用于小便涩痛，阴痒带下，风疹，湿疹，皮肤瘙痒，荨麻疹。用量9～15g。外用适量，煎水洗患处。

混 伪 品

桃金娘科植物岗松Baeckea frutescens的干燥成熟果实，在我国南方地区混作使用。岗松为灌木，稀为小乔木，高1～2m。叶对生，有短柄或无柄；有油点。花单生于叶腋；花瓣5，黄白色，倒卵圆形。蒴果细小，半圆形。

岗松 Baeckea frutescens

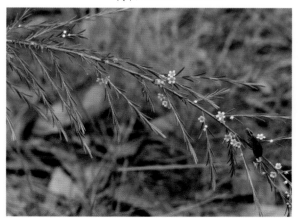

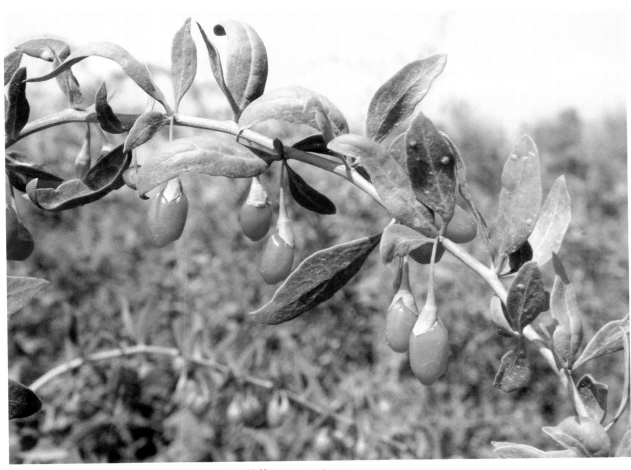

宁夏枸杞果枝 *Lycium barbarum*

地骨皮

地骨皮 Digupi

⊙【来源】

地骨皮为茄科(Solanaceae)植物枸杞或宁夏枸杞的干燥根皮。

⊙【原植物】

1. 枸杞 *Lycium chinense* Mill.

落叶灌木，高达2m。主根长，有支根。茎多分枝，枝条细长，幼枝有棱，浅灰黄色，无毛，常具棘刺，生于叶腋，长0.5~2cm。叶互生或2~3片簇生，叶柄短，长0.5~1cm，叶卵形，卵状菱形或卵状披针形，长2~5cm，宽0.5~2.5cm，栽培者长达10cm，宽4cm，先端锐尖或急尖，基部楔形，全缘，两面无毛。花在长枝上生，或双生在短枝上簇生，花梗长1~2cm；花萼长3~4mm，先端3中裂或4~5齿裂，裂片有缘毛，基部有耳；花冠漏斗状，长9~12mm，管下部急缩，后向上扩大，5裂，裂片与筒部等长或稍短于筒部，长卵形，边缘具缘毛，花冠筒内雄蕊着生处具绒毛一轮；雄蕊5，着生于花筒内，花药丁字形着生，花丝伸出花筒外，长约7mm；花盘5裂；子房长卵形，花柱细，伸出花冠筒处，柱头头状。浆果卵圆形或长圆形，长7~15mm，深红色。种子多数，长扁肾形，长约2.5~3mm，黄色。花期6~9月。果期7~11月。

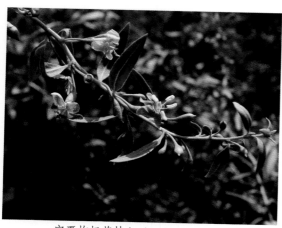

宁夏枸杞花枝 Lycium barbarum

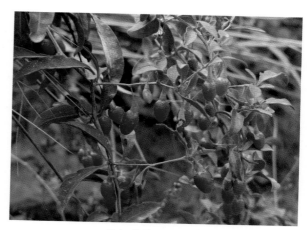

枸杞花枝 Lycium chinense

2. 宁夏枸杞 Lycium barbarum L. 参见"枸杞子"项。

⊙【生境分布】

枸杞生于荒山坡，路边或丘陵地带。分布于全国大部分省区。宁夏枸杞生于干山坡、渠畔，分布于河北、内蒙古、山西、陕西、甘肃、宁夏、青海、新疆等省区。宁夏有大量栽培。

⊙【采收加工】

全年可采挖，一般在立冬至次年清明前采挖根部，洗净泥土，剥取根皮，晒干。

⊙【药材性状】

干燥根皮呈筒状或槽状卷片，大小不一，一般长3~10cm，宽0.5~2cm，厚1~4mm。外表面灰黄色或黄棕色，粗糙，栓皮疏松，有不规则的纵裂纹，易呈鳞片脱落。内表面黄白色或灰黄色，较平坦，有细纵纹。质轻脆，易折断，断面不平坦，外层栓皮黄棕色，内层灰白色。气微香，味微甜而后稍苦。

⊙【炮制及饮片】

除去杂质及残余木心，洗净，晒干。

⊙【性味功能】

味甘，淡，性寒。有清虚热，清肺火，凉血止血的功能。

⊙【主治用法】

用于虚劳发热，有盗汗骨蒸，肺热咳嗽，喘息，血热吐血，小便出血，咯血，衄血，消渴等症。用量：9~15g。

地骨皮（枸杞 Lycium chinense）

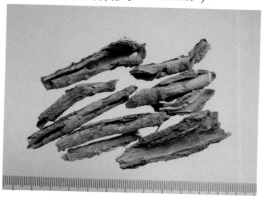

枸杞花枝 Lycium chinense

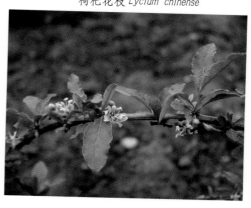

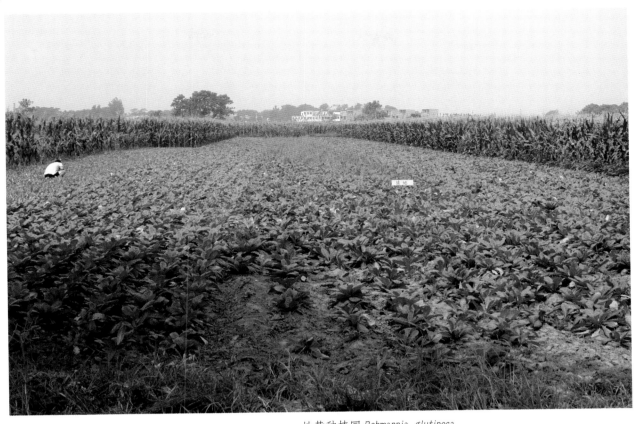

地黄种植园 *Rehmannia glutinosa*

地黄；熟地黄

地黄 Dihuang；熟地黄 Shoudihuang

⊙【来源】

地黄为玄参科(Scrophulariaceae)植物地黄的新鲜或干燥块根。熟地黄为生地黄的炮制加工品。

⊙【原植物】

地黄 *Rehmannia glutinosa* Libosch. 别名：蜜蜜罐，野生地。

多年生草本，高10～35cm，全株密生灰白色长柔毛及腺毛。根肥厚肉质，圆柱形或纺锤形。叶基生成丛，倒卵状披针形，长3～10cm，宽1.5～4cm，先端钝，基部渐狭下延成长柄，叶面多皱，边缘有不整齐钝齿。花茎圆柱形，单生或2～3枝丛生；苞片叶状；总状花序，花萼钟状，先端5裂，花冠宽筒状，稍弯曲，长3～4cm，外面暗紫色，内面带黄色，有明显紫纹，先端5浅裂，稍二唇状；雄蕊4，二强，着生于花冠筒基部；子房上位，卵形，2室，花后渐变1室，柱头膨大。蒴果球形或卵圆形，先端尖，上有宿存花柱，外为宿存花萼所包。种子多数。花期4～5月。果期5～6月。

⊙【生境分布】

生于山坡、路旁或栽培。分布于华北及辽宁、陕西、河南、山东、安徽、江苏、浙江、湖北、湖南、四川等省区。

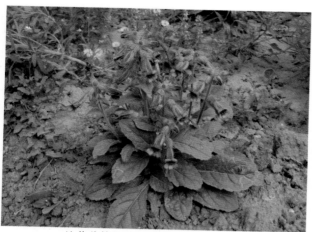

地黄花株 *Rehmannia glutinosa*

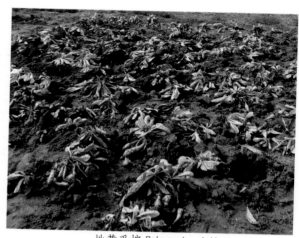

地黄采挖 *Rehmannia glutinosa*

⊙【采收加工】

秋季采收，除去芦头、须根及泥沙，鲜用；或将鲜生地缓缓烘焙至八成干。前者习称"鲜地黄"，后者称"生地黄"。

⊙【药材性状】

鲜地黄　为纺锤形或条状，长8～24cm，直径2～9cm，外皮薄，浅黄色，具弯曲的纵皱纹、横长皮孔及不规则疤痕。肉质，易断，断面皮部淡黄白色，木部黄白色，导管呈放射状排列。气微，味微甜、微苦。

生地黄　为不规则的团块状或长圆形，中间膨大，两端稍细，长6～12cm，直径3～6cm。有的细小，长条状，稍扁而扭曲。棕黑色或棕灰色，极皱缩，具不规则的横曲纹。体重，质较软而韧，不易折断，断面棕黑色或乌黑色，有光泽，具粘性。无臭，味微甜。

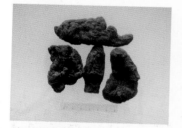

鲜地黄 *Rehmannia glutinosa*

熟地黄　为不规则的块片、碎块，大小、厚薄不一。乌黑色，有光泽，黏性大。质柔软而带韧性，不易折断，断面乌黑色，有光泽。无臭，味甜。

⊙【炮制及饮片】

生地片：将鲜地黄缓缓烘焙至八成干时，捏成团块，切片后干燥。

熟地黄：1. 蒸熟地黄 取生地置容器内蒸至黑润为度，取出晒至八成干，切片，再晒干。

2. 酒熟地黄 取生地置罐内容器内，加黄酒（生地每100kg加黄酒50kg），盖严，隔水蒸至酒被吸尽，取出晒至外皮粘液稍干时，切片晒干。

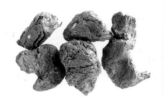

生地黄药材 *Rehmannia glutinosa*

⊙【性味功能】

鲜地黄：味甘、苦，性大寒。有清热生津，凉血止血的功能。

生地黄：味甘、苦，性寒。有滋阴清热，凉血止血的功能。

熟地黄：味甘，性微温。有滋阴补血，益精填髓的功能。

⊙【主治用法】

鲜地黄：用于温病热盛，烦躁口渴，发斑发疹，吐血，衄血，尿血，咽喉肿痛。用量12～30g。

生地黄：用于热病烦躁，发斑发疹阴虚低热，消渴，吐血，衄血，尿血，崩漏。用量9～15g。

熟地黄：用于肝肾阴虚，腰膝酸软，骨蒸潮热，盗汗遗精，内热消渴，血虚萎黄，心悸怔忡，月经不调，崩漏下血，眩晕，耳鸣，须发早白。用量9～15g。

熟地黄药材
Rehmannia glutinosa

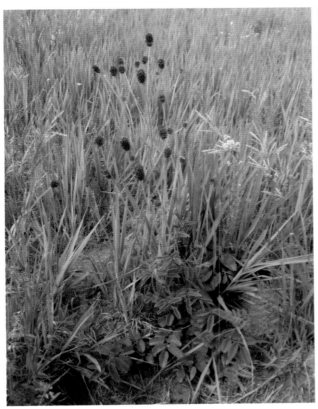

地榆 *Sanguisorba officinalis*

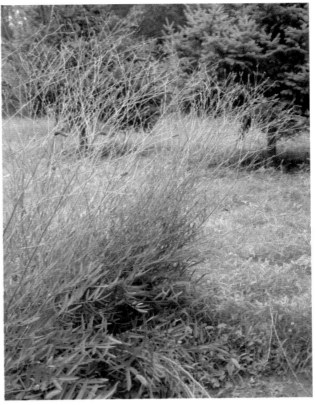

长叶地榆 *Sanguisorba officinalis var. longifolia*

地榆

地榆 Diyu

⊙【来源】

地榆为蔷薇科(Rosaceae)植物地榆和长叶地榆的干燥根。

⊙【原植物】

1. 地榆 *Sanguisorba officinalis* L. 别名：黄瓜香，马猴枣。

多年生草本，高 50～150cm。根茎粗壮，生多数纺锤形或长圆柱形根。茎上部分枝。单数羽状复叶，基生叶有长柄；小叶 4～6 对，小叶卵圆形或长圆状卵形，先端尖或钝圆，基部心形或微心形，边缘粗锯齿，小叶柄基部有小托叶；茎生叶有短柄，小叶长圆形或长圆状披针形，长 2～7cm，宽 0.5～3cm，基部心形或楔形，托叶镰刀状抱茎，有齿。花密集成近球形或短圆柱形穗状花序，花序长 1～4cm，直径约 1cm，花暗紫色、紫红色或红色；每小花有膜质苞片 2；萼片 4，短小，宿存；无花冠；雄蕊 4，花丝丝状；花药黑紫色；子房上位。瘦果暗棕色，有细毛。花期 6～7 月。果期 8～9。

2. 长叶地榆 *Sanguisorba officinalis* L. var. *longifolia* (Bert.) Yu et Li 别名：绵地榆。

与地榆的主要区别：根富纤维性，折断面呈细毛状。基生小叶线状长圆形至线状披针形，基部微心形

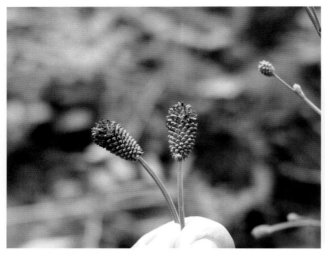

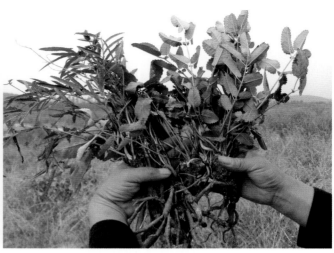

长叶地榆的花 *Sanguisorba officinalis var. longifolia*

（左为长叶地榆 *Sanguisorba officinalis var. longifolia*，
右为地榆 *Sanguisorba officinalis*)

至宽楔形，茎生叶与基生叶相似，但较细长。穗状花序圆柱形，长2～6cm，直径通常0.5～1cm。花果期8～11月。

⊙【生境分布】

地榆生于山坡、林缘、草原、灌丛或田边，分布于东北、华北及陕西、甘肃、河南、山东、江苏、浙江、江西、湖北、四川、贵州、云南等省区；长叶地榆生于山坡草地、溪边、灌丛、湿草地，分布于黑龙江、辽宁、河北、山西、河南、山东及长江以南各地区。

【采收加工】

春季返青或秋季枯萎后采挖，除去根茎及须根，洗净，晒干或趁鲜切片晒干。

⊙【药材性状】

1. 地榆　根圆柱形，中、下部常膨大成不规则纺缍形，稍弯曲，长5～20cm，直径0.5～2cm；棕色或暗棕紫色，粗糙，有多数纵皱纹或有细根。质硬脆，断面较平坦，粉红色或淡黄色，木部色淡，放射状纹理。气微，味微苦而涩。

2. 长叶地榆　常自粗短根茎分出数条长圆柱形根。棕色至暗紫色，粗糙，有多数纵皱纹。质坚硬，断面较平坦，粉红色，木部色淡。无臭，味微苦而涩。

地榆药材（长叶地榆 *Sanguisorba officinalis var. longifolia*)

地榆药材（地榆 *Sanguisorba officinalis*)

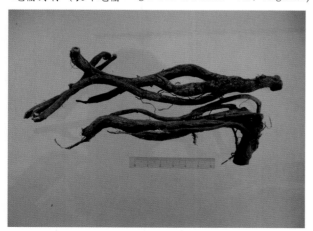

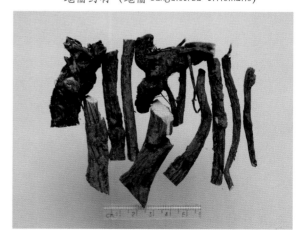

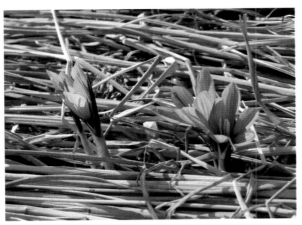
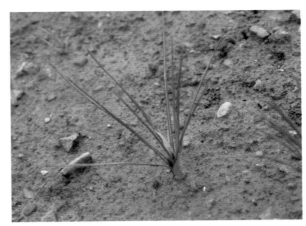

番红花花株 *Crocus sativus*　　　　　番红花植株 *Crocus sativus*

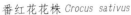

⊙【采收加工】

10～11月下旬，晴天早晨日刚出时采花，然后摘取柱头，随即晒干，或55～60℃烘干。

⊙【药材性状】

柱头为弯曲的细丝状，深红色或暗红棕色，长2～3cm。水浸后有黄色物质溶出，柱头膨大，分3叉，顶端边缘有不整齐锯齿，内侧有一段花柱。质轻脆，易断。气特异，微有刺激性，味微苦。

⊙【性味功能】

味甘，性平。有活血化瘀，凉血解毒，解郁安神的功能。

⊙【主治用法】

用于痛经，经闭，癥瘕，产后瘀阻，温毒发斑，忧郁痞闷，惊悸发狂，吐血，跌打肿痛等。用量1.5～3g。月经过多及孕妇忌用。

 混 伪 品

药材易混淆菊科植物红花 *Carthamus tinctorius* 的干燥花（见"红花"项），也有不法商贩有意掺假，注意鉴别。

红花生境 *Carthamus tinctorius*　　　　　红花 *Carthamus tinctorius*

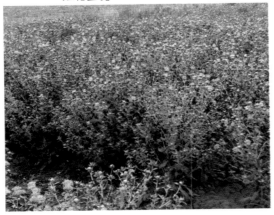
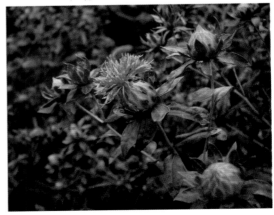

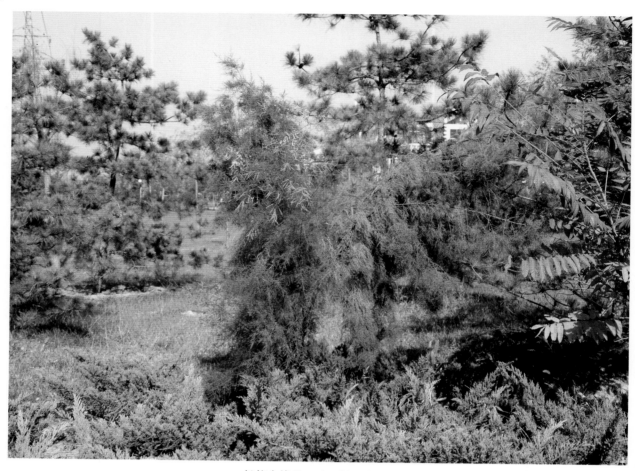

柽柳生境 *Tamarix chinensis*

西河柳

西河柳 Xiheliu

⊙【来源】

西河柳为柽柳科(Tamaricaceae)植物柽柳的干燥细嫩枝叶。

⊙【原植物】

柽柳 *Tamarix chinensis* Lour. 别名：西河柳，山川柳。

落叶灌木或小乔木，高2～5m。老枝深紫色或紫红色，嫩枝绿色，有疏散开张下垂的枝条。茎多分枝，枝条柔弱，树皮及枝条红褐色。单叶互生，无柄，抱茎，蓝绿色，细小鳞片状，卵状三角形，长不及1mm，先端渐尖，平贴于枝上或稍开张，基部鞘状抱茎。复总状花序排列成圆锥形，生于当年嫩枝端；花序长2～5cm，径3～5mm，常松散下垂，具短的花序柄或无柄。苞片线形，先端尖，基部膨大，较花梗长；花小，粉红色，直径2～3mm；萼片5，阔卵状三角形；花瓣5，倒卵状长圆形；雄蕊5，着生于花盘裂片间，花丝长，伸出花瓣外，花药黄色，卵圆形，花盘5深裂，每裂片先端又浅裂；雌蕊1，柱头3裂。蒴果长圆锥形或椭圆形，长约3.5mm。种子小，褐色，先端有毛。花期一年3次，4月、6月、8月各一次。

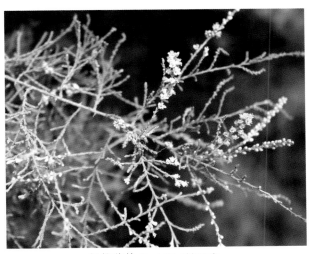

柽柳花枝 *Tamarix chinensis*

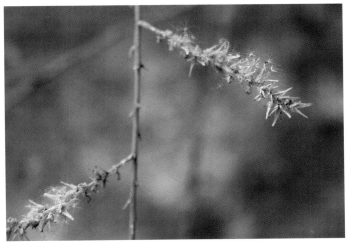

柽柳果枝 *Tamarix chinensis*

⊙【生境分布】

生于荒原砂质盐碱地或栽培于庭园。分布于华北、西北及河南、山东、安徽、江苏、湖北、广东、四川、云南、西藏等省、自治区。

⊙【采收加工】

夏季花未开时采收幼嫩枝，晒干。

⊙【药材性状】

细枝圆柱形，幼嫩枝条纤细，直径0.5～1mm，长短不等，灰绿色或黄绿色，质脆，易折断。叶互生，细小鳞片状，卵状三角形，先端尖，基部抱茎。黄棕色或红棕色，可见残留突起的叶基。易折断，断面平坦，黄白色，中心有髓。气微，味淡。

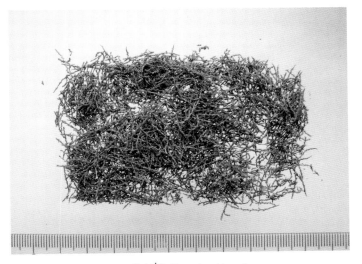

西河柳饮片 *Tamarix chinensis*

⊙【炮制及饮片】

除去老枝及杂质，洗净，稍润，切段，晒干。

⊙【性味功能】

味辛，性平。有发汗，散风，解表，透疹的功能。

⊙【主治用法】

用于麻疹不透，感冒，风湿关节痛，小便不利；外用于风疹瘙痒，煎水洗。用量3～9g。外用适量。

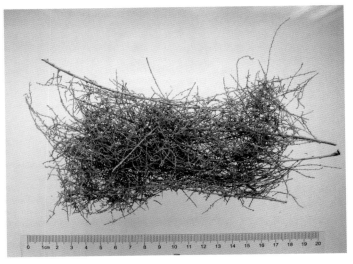

西河柳药材 *Tamarix chinensis*

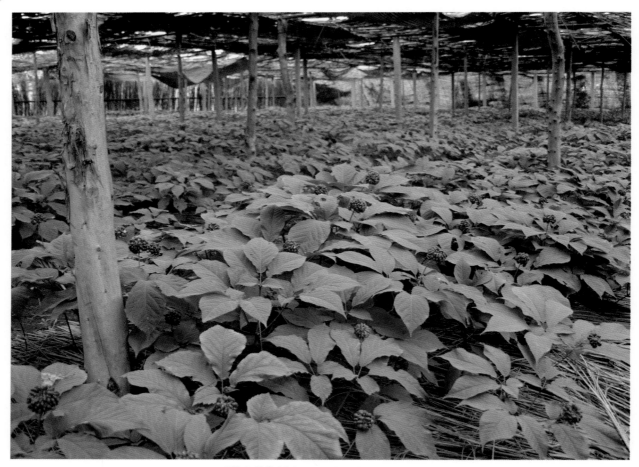

西洋参种植园 *Panax quinquefolium*

西洋参

西洋参 Xiyangshen

⊙ 【来源】

西洋参为五加科(Araliaceae)植物西洋参的干燥根。

⊙ 【原植物】

西洋参 *Panax quinquefolium* L. 别名：花旗参，洋参。

多年生草本，高达60cm。根茎短；主根肉质，圆柱形或纺锤形，有分枝。茎单一，有细纵条纹或略具棱。掌状5出复叶，通常3~4轮生于茎端，叶柄长5~7cm，5小叶膜质，小叶柄长约1.5cm，最下2小叶近无柄；叶广卵形或倒卵形，长6~12cm，宽4~9cm，先端急尖，基部楔形，边缘有不规则粗锯齿，两面无毛或有时仅上面有极少刚毛。总花梗由茎端中央抽出；伞形花序顶生，有花多数，总花梗与叶柄近等长，小花梗基部有卵形小苞片1；花萼绿色，钟状，5齿裂；花瓣5，绿白色，长圆形；雄蕊5，与药瓣互生，花药卵形至矩圆形；子房下位，2室；花柱下部合生，上部分离呈叉状；花盘肉质，环状。浆果扁球形，熟时鲜红色，果柄伸长。花期7~8月，果期9月。

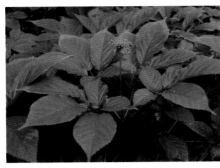

西洋参花株 *Panax quinquefolium*

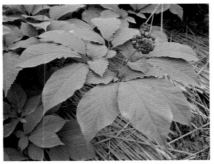

西洋参果株 *Panax quinquefolium*

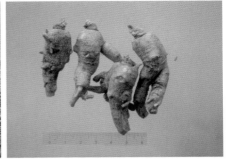

西洋参药材 *Panax quinquefolium*

⊙【生境分布】

原产于美国、加拿大，我国吉林、山东、北京、陕西等地有栽培。

⊙【采收加工】

秋季采挖生长4年的参根，除去泥土，切去分枝、须尾，晒干。

⊙【药材性状】

根圆柱形或纺锤状，长5～10cm，直径0.4～1.5cm，土黄色，有细横纹及不规则纵皱，顶端有较密的细纹，呈环状。断面平坦，淡黄色，有暗色形成层环，有多数红棕色树脂管及细管。质硬。气清香，味甘，微苦。

⊙【炮制及饮片】

去芦，润透，切薄片，干燥或用时捣碎。

⊙【性味功能】

味甘、微苦，性凉。有益肺阴，清虚火，生津液，除烦倦的功能。

⊙【主治用法】

用于肺虚久咳，失血，咽干口渴，虚热烦倦。用量6～9g。水煎服，另煎和服或泡茶饮。反藜芦，实证、火郁之证忌服。

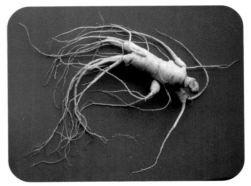

西洋参鲜根 *Panax quinquefolium*

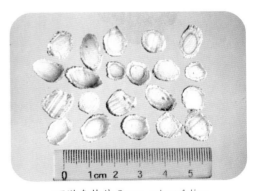

西洋参饮片 *Panax quinquefolium*

混伪品

有不法药商将同科植物人参*Panax ginseng*的根冒充西洋参。植物人参与西洋参相似，区别点为叶片椭圆形、长椭圆形，先端长渐尖（参见"人参"项）。

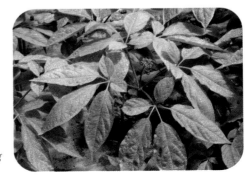

人参花株 *Panax ginseng*

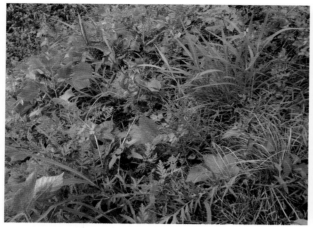

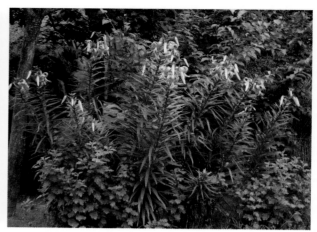

细叶百合生境 Lilium pumilum

卷丹生境 Lilium lancifolium

百合

百合 Baihe

⊙【来源】

百合为百合科(Liliaceae)植物卷丹、百合或细叶百合的干燥肉质鳞叶。

⊙【原植物】

1. 卷丹 Lilium lancifolium Thunb.别名：山百合。

多年生草本。鳞茎宽卵状球形，白色，鳞片叶宽卵形。茎直立，常带紫色条纹，具白色绵毛。叶互生，长圆状披针形或披针形，两面近无毛，先端具白毛，叶缘具乳头状突起，具5~7脉，上部叶腋具珠芽。花3~6朵或更多，苞片叶状，卵状披针形；花下垂，花被片披针形，反卷，橙红色，具紫黑色斑点，蜜腺两边具乳头状突起；雄蕊6，向四面开张，淡红色；子房圆柱形；柱头膨大，3裂。蒴果，狭长卵形，长3~4cm。花期7~8月，果期8~10月。

2. 百合 Lilium brownii F. E. Brown var. viridulum Baker 别名：野百合。

鳞茎球形，直径2~4.5cm；鳞片披针形，长1.8~4cm，宽0.8~1.4cm，无节，白色。茎高0.7~

野百合花株 Lilium brownii

示百合花丝密被柔毛 Lilium brownii var. viridulum

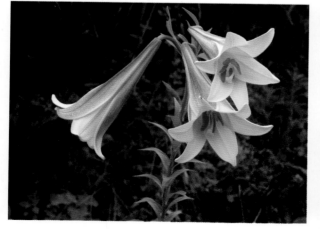

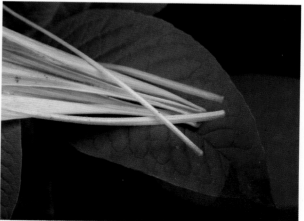

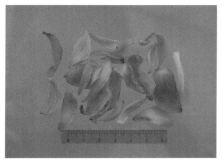
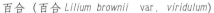
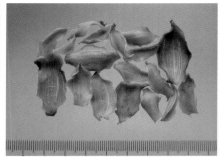
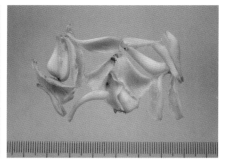

百合（百合 *Lilium brownii* var. *viridulum*）　　百合（卷丹 *Lilium lancifolium*）　　　百合（细叶百合 *Lilium pumilum*）

2m，有的有紫色条纹，有的下部有小乳头状突起。叶散生，通常自下向上渐小，叶倒披针形至倒卵形，长7~
15cm，宽(0.6~)1~2cm，先端渐尖，基部渐狭，有5~7条脉，全缘，两面无毛。花单生或几朵排成近伞形；
花梗长3~10cm，稍弯；苞片披针形，长3~9cm，宽0.6~1.8cm；花喇叭状，有香气，乳白色，外面稍带紫色，
无斑点，向外张开或先端外弯而不卷，长13~18cm；外轮花被片宽2~4.3cm，先端尖；内轮花被片宽3.4~5cm，
蜜腺两边有乳头状突起；雄蕊向上弯，花丝长10~13cm，中部以下密被柔毛，少有具稀疏的毛或无毛；花药长
椭圆形，长1.1~1.6cm；子房圆柱形，长3.2~3.6cm，宽4mm；花柱长8.5~11cm，柱头3裂。蒴果矩圆形，
长4.5~6cm，宽约3.5cm，有棱，具多数种子。花期5~6月，果期9~10月。

3. 细叶百合 *Lilium pumilum* DC. 别名：山丹。

草本，高30~60cm。鳞茎圆锥形，高2.5~4cm，直径1.8~3.5cm。茎细，圆柱形，绿色。叶密集，互生，
无柄，窄条形，长3~14cm，宽1~3mm，先端锐尖。花1~3朵，下垂，鲜红色，花被片长3~4.5cm，宽5~
7mm，反卷，无斑点；花药红色；柱头浅裂。蒴果椭圆形，长2~3cm，直径1.7~2.2cm。花期6~8月。果期
8~9月。

⊙【生境分布】

卷丹生于林缘路旁，山坡草地，多有栽培，分布于河北、河南、陕西、山西、山东、江苏、安徽、浙江、江
西、湖北、湖南、广西、甘肃、青海、四川等省区。百合生于山坡、灌木林下、路边或溪旁或石缝中，分布于广
东、广西、湖南、湖北、江西、安徽、福建、浙江、四川、云南、贵州、陕西、甘肃和河南等省区。细叶百合生

百合花株 *Lilium brownii* var. *viridulum*　　卷丹花株 *Lilium lancifolium*　　　细叶百合花株 *Lilium pumilum*

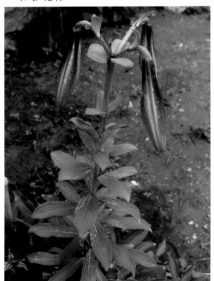
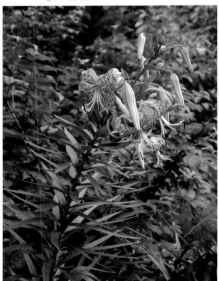
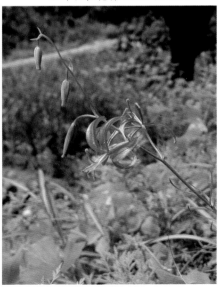

于向阳山坡；或有栽培，分布于东北及河北、河南、山东、山西、内蒙古、陕西、宁夏、甘肃、青海等省区。

⊙【采收加工】

7～9月地上部枯萎时，挖取鳞茎，除去地上部分，洗净，剥取鳞叶；或于近鳞茎基部横切一刀，鳞叶自然分开，置沸水中略烫后，晒干、烘干或用硫磺熏后晒干。生用或蜜炙百合用。

⊙【药材性状】

鳞叶长椭圆形，顶端尖，基部较宽，边缘薄，微波状，向内卷，长2～3.5cm，宽1～1.5cm，厚1～3mm。乳白色或淡黄棕色，半透明，有纵脉纹7～8条。质坚脆，易断。无嗅，味微苦。

⊙【炮制及饮片】

百合　除去杂质。
蜜百合　取净百合，加蜜炒至不粘手。每100kg百合，用炼蜜5kg。

⊙【性味功能】

味微苦，性平。有养阴润肺，清心安神的功能。

⊙【主治用法】

用于阴虚久咳，痰中带血，虚烦惊悸，失眠多梦，精神恍惚。用量4.5～9g。

混伪品

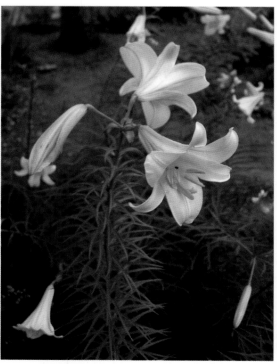

麝香百合 Lilium longiflorum

除上述3种植物作百合外，同科多种植物的干燥肉质鳞叶在一些地方或民间也作百合使用。百合与常见百合类似品原植物检索表：

1. 花喇叭形或钟形。
2. 花喇叭形。
3. 蜜腺两侧有乳头状突起；茎上部叶腋无珠芽；花丝中部以下密被柔毛。
4. 叶披针形、窄披针形或线形··················野百合 Lilium brownii
4. 叶倒披针形或倒卵形··················百合 Lilium brownii var. viridulum
3. 蜜腺两侧无乳头状突起。
5. 茎上部叶腋无珠芽。
6. 叶线形，宽2～3mm··················岷江百合 Lilium regale
6. 叶披针形或长圆状披针形，宽0.6～1.8cm，茎无毛··················麝香百合 Lilium longiflorum

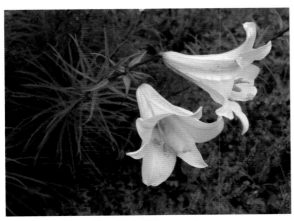

岷江百合 *Lilium regale*

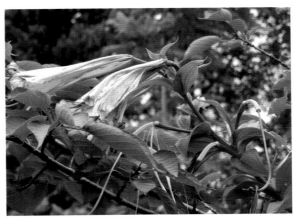

淡黄色百合 *Lilium sulphureum*

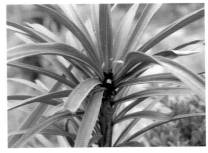

淡黄色百合（示叶腋中珠芽）*Lilium sulphureum*

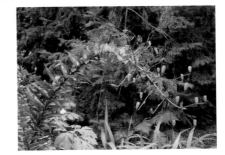

湖北百合 *Lilium henryi*

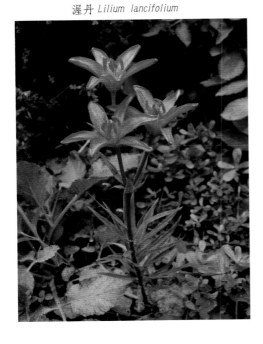

渥丹 *Lilium lanciifolium*

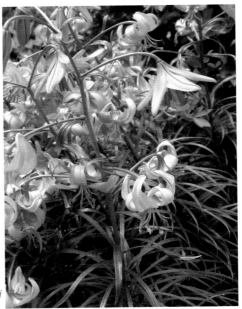

川百合 *Lilium davidii*

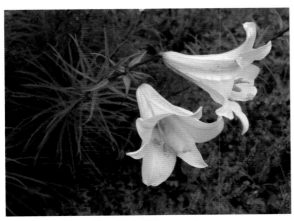 removed

5. 茎上部叶腋有珠芽…………………淡黄花百合 *Lilium sulphureum*

2. 花钟形，花被片无斑点…………………渥丹 *Lilium concolor*

1. 花非喇叭形或钟形.

7. 花被片蜜脉两侧无乳头状突起，叶长圆状披针形，基部近圆，宽2~2.7cm，蒴果长4~4.5cm，径约3.5cm，褐色…………湖北百合 *Lilium henryi*

7. 花被片蜜腺两侧有乳头状突起.

8. 茎上部叶腋无珠芽.

9. 花鲜红色，常无斑点，稀有斑点…………细叶百合 *Lilium pumilum*

9. 花淡紫红、橙黄色，有紫色斑点…………川百合 *Lilium davidii*

8. 茎上部叶腋有珠芽，花橙黄色，有紫黑色斑点………卷丹 *lancifolium*

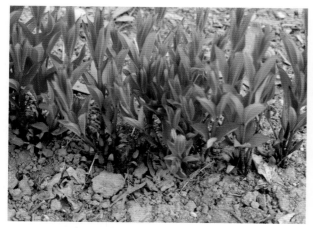

直立百部 Stemona sessilifolia

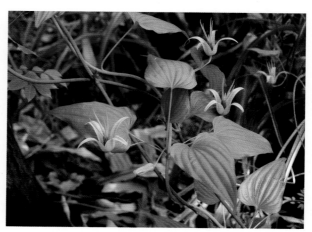

对叶百部 Stemona tuberosa

百部

百部 Baibu

⊙【来源】

百部为百部科(Stemonaceae)植物直立百部、蔓生百部或对叶百部的干燥块根。

⊙【原植物】

1. 直立百部 Stemona sessilifolia (Miq.) Miq. 别名：百部袋。

多年生草本，高30～60cm。块根肉质，纺锤形，数个至数十个簇生。茎直立，不分枝。叶常3～4片轮生，偶有5片，或2片对生；叶片卵形或椭圆形，长4～6cm，宽2～4cm，先端短尖，基部渐窄成短柄或近无柄，全缘，主脉3～5（～7）条，中间3条明显。花多数生于茎下部鳞叶腋间，苞片稍大；雄蕊4，紫色，药隔先端膨大成披针形附属物，花药线形，顶端具窄卵形附属物；子房三角形，柱头短，无花柱。蒴果扁卵形，二裂。花期4～5月，果期7月。

2. 蔓生百部 Stemona japonica (Bl.) Miq. 别名：药虱药。

多年生缠绕草本。块根成束，肉质，长纺锤形。茎长100cm左右。叶2～4（～5）片轮生，叶柄长

蔓生百部 Stemona japonica

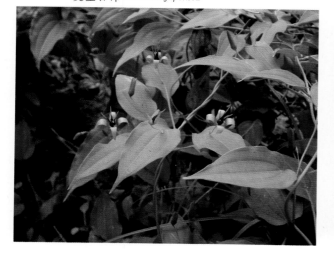

蔓生百部鲜根 Stemona japonica

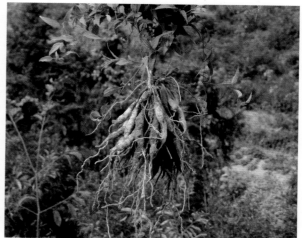

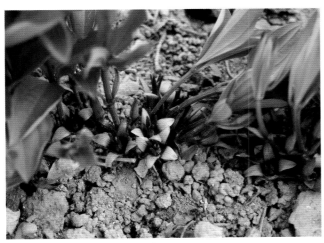

直立百部的花 *Stemona sessilifolia*

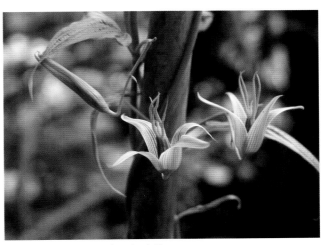

对叶百部的花 *Stemona tuberosa*

1.5～3cm；叶片卵形至卵状披针形，长3～9cm，宽1.5～4cm，先端渐尖，基部圆形或宽楔形，边缘常微波状，叶脉5～9条，两面隆起。花单生或数朵排成聚伞花序，总花梗完全贴生于叶片中脉上；花被4片，开放后向外反卷，雄蕊花药顶端有一短钻状附属物。蒴果卵状，稍扁，长1～1.4cm，宽4～8mm。种子深紫褐色。

3. 对叶百部 *Stemona tuberosa* Lour. 别名：大百部。

多年生缠绕草本，高达5m。块根肉质，黄白色或淡棕色，纺锤形或圆柱形，数至数十个簇生，长15～30cm。茎下部木质化。叶常对生，卵形，长8～30cm，宽2.5～10cm，先端渐尖，基部浅心形，全缘或微波状，叶脉7～11条。花大，腋生，花梗与叶分离；花被片成二轮，披针形，黄绿色带紫色条纹；雄蕊4，附属物呈钻状。蒴果倒卵形而扁；种子椭圆形，暗紫褐色。花期夏季。

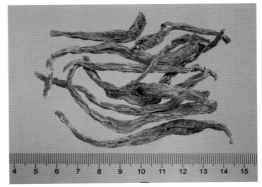

百部药材（对叶百部 *Stemona tuberosa*）

⊙【生境分布】

直立百部生于山地林下或栽培，分布于陕西、河南、山东、安徽、江苏、浙江、江西、福建、湖北、湖南、四川等省；蔓生百部生于灌木林下、河边、路边，分布于华东及湖南、湖北、陕西、四川等；对叶百部生于山坡丛林中，分布于福建、台湾、江西、湖北、湖南、广西、广东、四川、贵州、云南等省区。

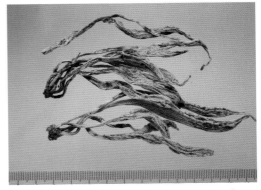

百部药材（直立百部 *Stemona sessilifolia*）

⊙【采收加工】

春、秋二季采挖，除去须根，洗净，置沸水中略烫或蒸至无白心，取出晒干。

⊙【药材性状】

1. 直立百部 呈纺锤形，上端较细长，皱缩弯曲，长5～12cm，直径0.5～1cm。黄白色或淡棕黄色，有不规则深纵沟，间或有横皱纹。质脆，易折断，断面平坦，角质样，淡黄棕色或黄白色，皮部较宽，中柱扁缩。气微，味甘、苦。

2. 蔓生百部 两端稍狭细，表面多不规则皱褶及横皱纹。

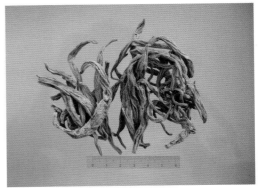

百部药材（蔓生百部 *Stemona japonica*）

3. 对叶百部 呈长纺锤形或长条形,长8~24cm,直径0.8~2cm。浅黄棕色至灰棕色,具浅纵皱纹或不规则纵槽。质坚实,断面黄白色至暗棕色,中柱较大,髓部类白色。均以条粗壮、质坚实者为佳。

⊙【炮制及饮片】

百部 除去杂质,洗净,润透,切厚片,干燥。本品呈不规则厚片、或不规则条形斜片;表面灰白色、棕黄色,有深纵皱纹;切面灰白色、淡黄棕色或黄白色,角质样;皮部较厚、中柱扁缩。质韧软。气微、味甘、苦。

蜜百部 取百部片,每100kg百部,用炼蜜12.5kg,炒至不粘手。本品形同百部片,表面棕黄色或褐棕色、略带焦斑,稍有黏性。味甜。

⊙【性味功能】

味甘、苦,性微温。有润肺止咳,杀虫的功能。

⊙【主治用法】

用于寒热咳嗽,肺结核咳嗽,百日咳;外用于头虱,蛲虫病,阴痒等症。用量3~9g。

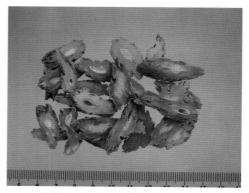

百部饮片(对叶百部 Stemona tuberosa)

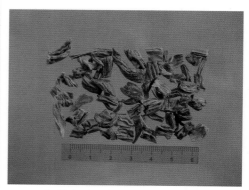

百部饮片(蔓生百部 Stemona japonica)

混伪品

除上述3种植物作百部外,还有细花百部、羊齿天门冬的块根在一些地方或民间也混作百部使用。百部与百部混伪品原植物检索表:

1. 具正常的枝及叶
2. 茎直立,不分枝;花多数生于茎下部鳞叶腋间⋯⋯⋯⋯⋯⋯⋯⋯⋯⋯⋯⋯直立百部 Stemona sessilifolia
2. 茎缠绕,常分枝;花生于叶腋或贴生于叶柄
3. 叶全互生,叶窄披针形⋯⋯⋯⋯⋯⋯⋯⋯⋯⋯⋯⋯⋯⋯⋯⋯⋯⋯细花百部 Stemona parviflora
3. 叶对生、轮生或兼有少数互生
4. 花序梗贴生于叶片中脉⋯⋯⋯⋯⋯⋯⋯⋯⋯⋯⋯⋯⋯⋯⋯⋯蔓生百部 Stemona japonica
4. 花序梗腋生,与叶柄分离⋯⋯⋯⋯⋯⋯⋯⋯⋯⋯⋯⋯⋯⋯对叶百部 Stemona tuberosa
1. 小枝近叶状,常数枚成簇⋯⋯⋯⋯⋯⋯⋯⋯⋯⋯⋯⋯⋯⋯羊齿天门冬 Asparagus filicinus

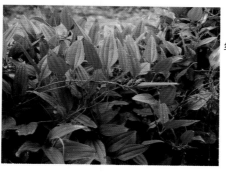

细花百部 Stemona parviflora

羊齿天门冬 Asparagus filicinus

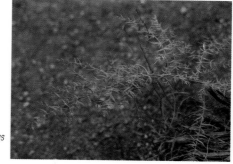

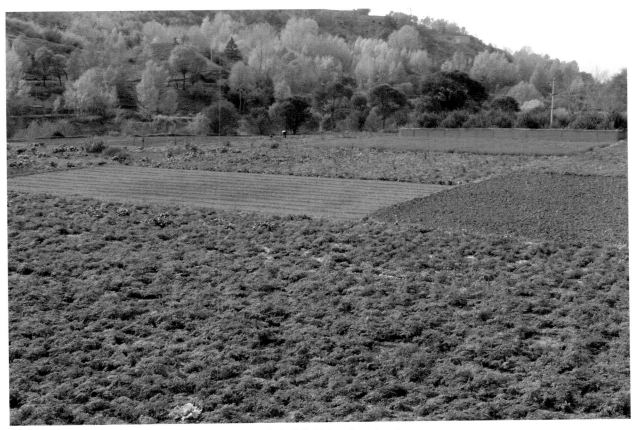

当归种植园 *Angelica sinensis*

当归

当归 Danggui

⊙【来源】

当归为伞形科(Umbelliferae)植物当归干燥根。

⊙【原植物】

当归 *Angelica sinensis* (Oliv.) Diels

多年生草本，高30~100cm。全株有特异香气。主根粗短，肥大肉质。茎直立，带紫色，有纵沟。叶互生，叶柄长3~13cm，基部膨大呈鞘状抱茎；叶为2~3回奇数羽状复叶，最终裂片卵形或椭圆形，小叶3对，近顶端的一对无柄，1~2回分裂，裂片边缘有缺刻。复伞形花序，顶生，伞梗10~14枚，长短不等，基部有2枚线形总苞片或缺；小总苞片2~4枚，线形；每一小伞形花序有花12~36朵，小伞梗长3~15mm，密被细柔毛；萼齿5，细卵形；花瓣5，白色，长卵形，先端狭尖略向内折；雄蕊5，花丝向内弯；子房下位，花柱短，花柱基部圆锥形。双悬果椭圆形，长4~6mm，宽3~4mm，成熟后易从合生面分开；分果有果棱5条，背棱线形隆起，侧棱发展成宽而薄的翅，翅边缘淡紫色，背部扁平，每棱槽有1个油管，接合面2个油管。花期7月，果期8~9月。

⊙【生境分布】

生于海拔1800~2500m的高寒阴湿地方。栽培于甘肃、四川、云南、湖北、陕西、贵州等省区。

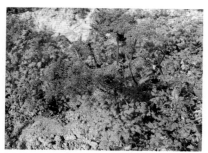
当归花株 Angelica sinensis

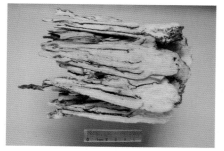
当归饮片 Angelica sinensis

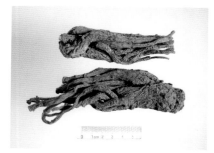
当归药材 Angelica sinensis

⊙【采收加工】

秋末采挖，除去须根及泥沙，待水分稍蒸发后，捆成小把，上棚，用烟火慢慢熏干。当归不宜太阳晒。

⊙【药材性状】

主根粗短，肥大肉质，圆柱形，下部有多数粗长支根，黄棕色，具纵皱纹及横长皮孔。根头（归头）直径1.5～4cm，具环纹，上端圆钝，有紫色或黄绿色的茎及叶鞘的残基；主根（归身）表面凹凸不平；支根（归尾）直径0.3～1cm，上粗下细，多扭曲，有少数须根痕。质柔韧，断面黄白色或淡黄棕色，皮部厚，有裂隙及多数棕色点状分泌腔，木部色较淡，形成层环黄棕色。有浓郁的香气，味甘、辛、微苦。

⊙【炮制及饮片】

当归 除去杂质，洗净，润透，切薄片，晒干或低温干燥。

酒当归 取净当归片，酒炖或酒蒸至酒吸尽，炒干。本品为类圆形或不规则薄片，切面有浅棕色环纹，质柔韧，深黄色，略有焦斑。味甘、微苦，香气浓厚，有酒香气。

⊙【性味功能】

味甘、辛，性温。有补血活血，调经止痛，润肠通便的功能。

⊙【主治用法】

用于血虚萎黄，眩晕心悸，月经不调，经闭痛经，虚寒腹痛，肠燥便秘，风湿痹痛，跌扑损伤，痈疽疮疡。用量4.5～9g，水煎服。

混伪品

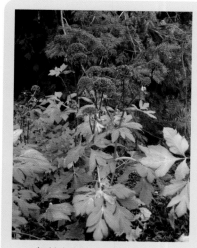
朝鲜当归 Angelica gigas

同科植物朝鲜当归、日本当归的干燥根在一些地方或民间也作当归使用。当归与混伪品原植物检索表：

1. 基生叶为1～2回3裂·····················日本当归 Angelica acutiloba

1. 基生叶为2～3回羽裂或全裂

2. 叶的小裂片小，长1～2cm·····················当归 Angelica sinensis

2. 叶的小裂片较大，长4～15cm·····················朝鲜当归 Angelica gigas

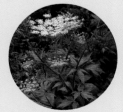
日本当归 Angelica acutiloba

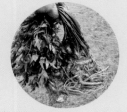
日本当归鲜根 Angelica acutiloba

肉豆蔻

肉豆蔻　*Roudoukou*

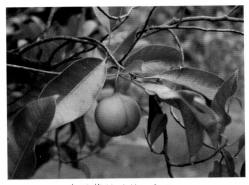

肉豆蔻 *Myristica fragrans*

⊙ 【来源】

肉豆蔻为肉豆蔻科（Myristicaceae）植物肉豆蔻的种仁。

⊙ 【原植物】

肉豆蔻 *Myristica fragrans* Houtt. 别名：肉果，玉果，顶头肉。

常绿大乔木，高达15m。全株无毛。叶互生，叶柄长6～12mm；叶革质，椭圆状披针形，长4～15cm，宽1.5～6cm，先端尾状，基部急尖，全缘，上面暗绿色，下面灰绿色。总状花序腋生，花单性，雌雄异株。雄花的总状花序长2.5～5cm；花疏生，花被壶形，3裂，黄白色，长约6mm，下垂；雄蕊8～12，花丝连合成圆柱状有柄的柱，花药合生；雌花子房1室，柱头无柄，果实梨形或近于圆球形，悬挂，长4～7cm，淡红色或淡黄色，成熟后纵裂成2瓣，显出绯红色不规则分裂的假种皮。种子卵圆形或长圆形，长2～3cm，径约2cm，种仁红褐色至深棕色，质坚，有浅色纵行沟纹及不规则肉网沟纹，断面显大理石样花纹，极芳香。花期4～5月。果期6～8月。

⊙ 【生境分布】

主产热带。我国台湾、海南、广东、云南等省有引种栽培。

⊙ 【采收加工】

4～6月及11～12月各采一次。早晨摘取成熟果实，剖开果皮，剥去假种皮，再敲脱壳状的种皮，取出种仁用石灰乳浸一天后，缓火烘干或晒干。

⊙ 【药材性状】

种仁卵圆形或椭圆形，长约3cm，径约1.5～2.5cm。外表面棕色至暗棕色，粗糙，有网状沟纹，常被有白粉。质坚硬。纵切面可见表层的暗棕色的外胚乳向内伸入类白色的内胚乳，交错而成大理石样花纹。气芳香而强烈，味辣而微苦。以个大，体重，坚实、香浓者为佳。

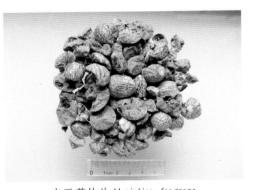

肉豆蔻饮片 *Myristica fragrans*

⊙ 【炮制及饮片】

肉豆蔻　除去杂质，洗净，干燥。

煨肉豆蔻　取净肉豆蔻用面粉加适量水拌匀，逐个包裹或用清水将肉豆蔻表面湿润后，如水泛丸法裹面粉3～4层，倒入已炒热的滑石粉或沙中，拌炒至面皮呈焦黄色时，取出，过筛，剥去面皮，放凉。每100kg肉豆蔻，用滑石粉50kg。

⊙ 【性味功能】

味辛，性温。有温中，止泻，行气，消食的功能。

⊙ 【主治用法】

用于虚寒久泻，食欲不振，脘腹冷痛，呕吐、宿食不消等。用量2.5～5g。

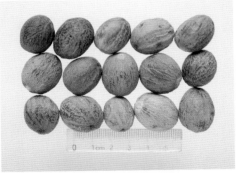

肉豆蔻药材 *Myristica fragrans*

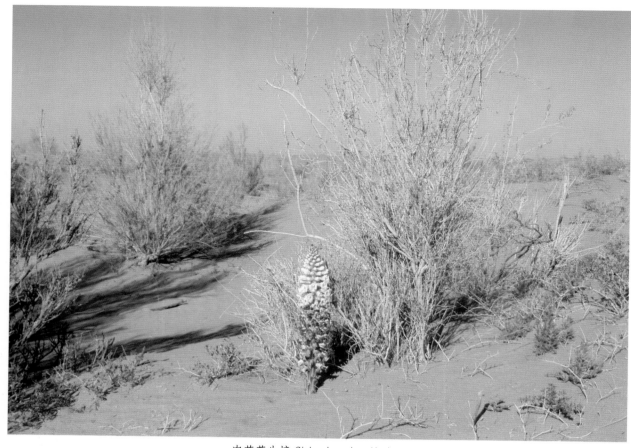

肉苁蓉生境 *Cistanche deserticola*

肉苁蓉

肉苁蓉 Roucongrong

⊙【来源】

肉苁蓉为列当科(Orobanchaceae)植物肉苁蓉及管花肉苁蓉的干燥带鳞叶的肉质茎。

⊙【原植物】

1. 肉苁蓉 *Cistanche deserticola* Y. C. Ma 别名：大芸、苁蓉、荒漠肉苁蓉。

多年生寄生草本。茎肉质，黄色，高10～45cm。叶鳞片状，黄褐色，覆瓦状排列，卵形或卵状披针形，在下部排列较紧密。穗状花序，长5～20cm，宽达5cm，密生多花；苞片卵状披针形，长1.5cm；小苞片2，狭披针形，与萼近等长；花萼钟状，5浅裂，裂片近圆形；花冠近唇形，顶端5裂，裂片蓝紫色，筒部白色，筒内面离轴方向具2条凸起的黄色纵纹；雄蕊4，花丝基部和花药上被毛；丁字形侧膜胎座，4室。蒴果椭圆形，2裂，花柱宿存。

2. 管花肉苁蓉 *Cistanche tubulosa* Wight 别名：新疆肉苁蓉。

与肉苁蓉相似，区别点为：肉质茎扁纺锤形或纺锤形，茎下部鳞叶较疏，上部密集，鳞叶三角形，基部宽阔，多数断落留下极密的叶基痕；茎横断面维管束点状散布。

⊙【生境分布】

肉苁蓉生于荒漠中，寄生在藜科植物梭梭 *Haloxylon ammodendron*（C. A. Mey.）Bge.的根上。分

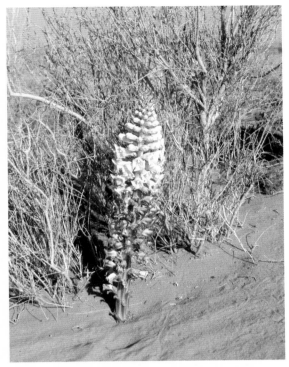

布于内蒙古、陕西、甘肃、宁夏、青海、新疆等省、自治区。

管花肉苁蓉生于荒漠中，寄生在柽柳属Tamarix spp.植物根上。分布于新疆莎东、于田县。

⊙【采收加工】

3~5月采挖为佳，过时则中空。采挖后，置沙土中半埋半露，比曝晒干得块，或采后切段，晒干。

⊙【药材性状】

肉苁蓉：圆柱形，稍弯曲，长3~20cm，直径2~8cm。暗棕色或灰棕色，密被覆瓦状排列的肉质鳞叶，通常鳞叶脱落或断落，留有鳞叶痕。体重，质坚硬，稍有韧性，不易折断。断面暗棕色或黑棕色，有淡棕色点状维管束，排列成波状环纹，有时中空。气微，味甜，微苦。

管花肉苁蓉：与肉苁蓉相似，区别点为：肉质茎扁纺锤形或纺锤形；茎横断面维管束点状散布。

⊙【炮制及饮片】

肉苁蓉片 除去杂质，洗净，润透，切厚片，干燥。本品为不规则形切片，厚约3mm。表面棕褐色或灰棕色。有的可见肉质鳞叶。切面黄棕色、灰棕色或棕褐色，有淡棕色或棕黄色点状维管束，排列成不规则的波状环纹，或排成条状而散列。气微，味甜、微苦。

酒苁蓉 取净肉苁蓉片，酒炖或酒蒸至酒吸尽。

⊙【性味功能】

味甘、咸，性温。有补肾阳，益精血，润肠通便的功能。

⊙【主治用法】

用于腰膝萎软，阳痿，遗精，不孕，赤白带下，腰酸背痛，肠燥便秘。用量6~9g。水煎服或入丸剂。

肉苁蓉 Cistanche deserticola

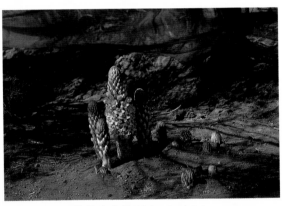

管花肉苁蓉 Cistanche tubulosa

肉苁蓉茎横切片
（上为管花肉苁蓉 Cistanche tubulosa，下为肉苁蓉 Cistanche deserticola）

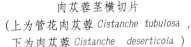
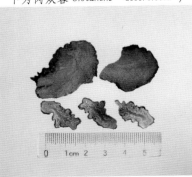

肉苁蓉药材
（管花肉苁蓉 Cistanche tubulosa）

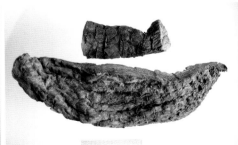

肉苁蓉药材
（肉苁蓉 Cistanche deserticola）

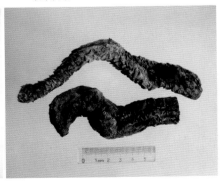

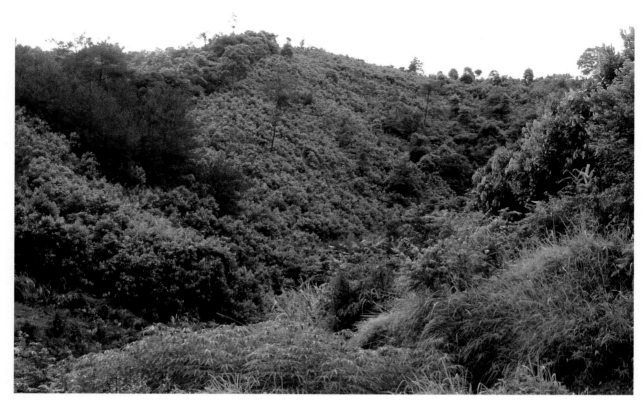

肉桂种植园 *Cinnamomum cassia*

肉桂

肉桂 Rougui

⊙【来源】

　　肉桂为樟科(Lauraceae)植物肉桂的干燥树皮。

⊙【原植物】

　　肉桂 *Cinnamomum cassia* Prsch. 别名：桂树，桂皮树。

　　常绿乔木，高10~15m。树皮灰棕色，有细皱纹及小裂纹，皮孔椭圆形，内皮红棕色，芳香而味甜辛。幼枝有不规则的四棱，幼枝、芽、花序、叶柄均被褐色茸毛。叶互生或近对生，叶柄稍膨大；叶革质，长椭圆形或披针形，长8~20cm，宽4~5.5cm，全缘，上面绿色，有光泽，下面灰绿色，微被柔毛，离基3出脉。圆锥花序，腋生或近顶生，分枝末端为3花的聚伞花序；花被6片，内外两片密被黄色绒毛，花丝被柔毛，第一、二轮雄蕊花丝扁平，花室内向，第三轮雄蕊花丝上方1/3处有1对圆状肾形腺体，花室外向，退化雄蕊3，位于最内轮而短；子房卵球形，花柱纤细，柱头小。浆果状核果椭圆形，成熟时黑紫色，无毛，果托成杯状，边缘截平或略有齿裂。花期6~8月。果期10~12月。

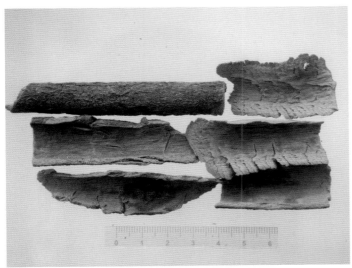

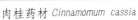

肉桂药材 Cinnamomum cassia

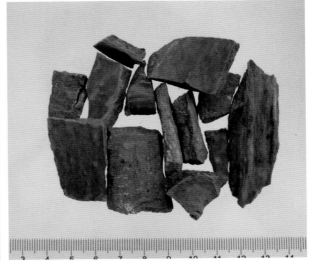

肉桂饮片 Cinnamomum cassia

⊙【生境分布】

栽培于沙土或山地。分布于福建、台湾、广东、海南、广西、云南等省、自治区

⊙【采收加工】

栽培5~10年后可剥皮，以秋季7~8月剥的皮品质为好，晒干。

⊙【药材性状】

卷筒状或不规则板块，长约10~30cm，径1~3cm，板块状宽至7cm，厚1~3cm。外表面灰棕色，有细皱纹，内表面红棕色或暗红棕色，有细皱纹。质硬而脆，断面外侧棕色内侧棕红色。中间有一条浅黄色棕色线纹，气香，味甜，微辛辣。

⊙【炮制及饮片】

除去杂质及粗皮。用时捣碎。

⊙【性味功能】

味辛，性温。有暖脾胃，散风寒，通脉的功能。

⊙【主治用法】

用于脘腹冷痛，虚寒泄泻，肾阳不足，寒痹腰痛，肺寒喘咳，经闭癥瘕，阳痿，尿频，瘀血，经闭，痛经。用量1.5~6g。研末服1~2g或入丸散。阴虚、实热及孕妇忌服。

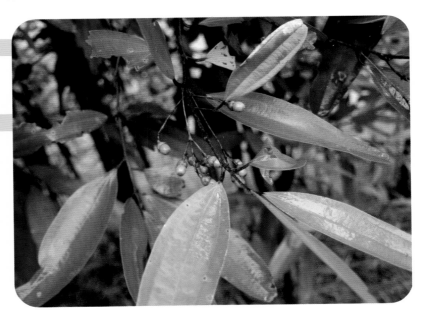

肉桂果枝 Cinnamomum cassia

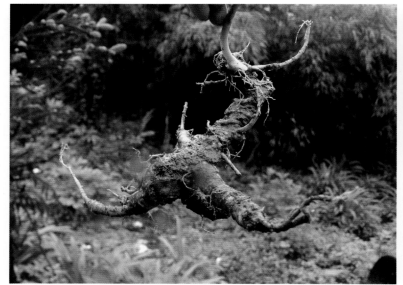

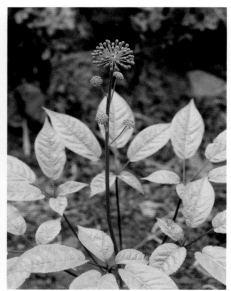

竹节参鲜根茎 Panax japonicus　　　　　　　竹节参花株 Panax japonicus

竹节参

竹节参　Zhujieshen

⊙【来源】

竹节参为五加科(Araliaceae)植物竹节参的干燥根茎。

⊙【原植物】

竹节参 Panax japonicus C. A. Mey. 别名:竹节人参、竹鞭三七、罗汉三七。

多年生草本,高50~100cm。根茎横卧,呈竹鞭状,肉质,结节间具凹陷茎痕,生长年限短的下部生出肉质的细萝卜状根,白色。茎直立,圆柱形,有条纹,光滑无毛。掌状复叶3~5枚轮生于茎端;叶柄长8~11cm,具条纹,无毛,基部稍扁;小叶通常5,两侧的较小,薄膜质,倒卵状椭圆形至长椭圆形,长5~18cm,宽2~6.5cm,先端渐尖至长渐尖,稀为尾状渐尖,基部阔楔形至近圆形,两侧的稍偏斜,边缘呈细锯齿或重锯齿,两面沿脉上疏被刚毛。伞形花序单生于茎端,有花50~80朵或更多;总花梗长12~21cm,有条纹,无毛或稍被短柔毛;花小,淡绿色;小花梗长7~12mm,稍被短柔毛;花萼具5齿,齿三角状卵形,无毛;花瓣5,长卵形,覆瓦状排列;雄蕊5,花丝较花瓣为短;子房下位,2~5室,花柱2~5,中部以下连合,果时向外弯。果近球形,成熟时红色,径5~7mm,具种子2~5粒,白色,三角状长卵形,长4.5mm,厚3mm。花期5~6月,果期7~9月。

⊙【生境分布】

生于海拔1800~3200m的山谷阔叶林中。分布于云南、四川、贵州、广西、浙江、安徽等省区。

⊙【采收加工】

秋季采挖,除去主根及外皮,干燥。

河南及长江以南各省、自治区。

⊙【采收加工】

夏、秋二季采收，剥取树皮，晒干。

⊙【药材性状】

合欢皮呈卷曲筒状或半筒状，长40～80cm，厚0.1～0.3cm。外表面灰棕色，稍有纵皱纹，有的成浅裂纹，密生明显的椭圆形横向皮孔，棕色或棕红色，偶有突起的横棱或较大的圆形枝痕，常附有地衣斑；内表面淡黄棕色或黄白色，平滑，有细密纵纹。质硬而脆，易折断，断面纤维性片状，淡黄棕色或黄白色。气微香，味淡、微涩、稍刺舌。

⊙【炮制及饮片】

除去杂质，洗净，润透，切丝或块，干燥。

⊙【性味功能】

味甘，性平。有解郁安神，活血消肿，抗肿瘤的功能。

⊙【主治用法】

用于心神不安，忧郁失眠，健忘，肺脓疡，咯脓痰，痈肿，心胃气痛，风火眼疾，咽痛，瘰疬，筋骨折伤，跌扑伤痛。用量6～12g。

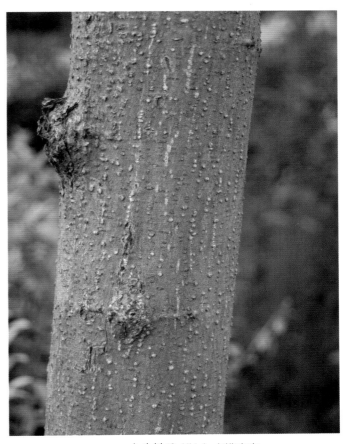

合欢树干 *Albizia julibrissin*

混伪品

豆科植物山槐（山合欢）*Albizia kalkora*的干燥树皮在部分地区用作合欢皮。与合欢的区别点：羽片2～3对；每羽片小叶5～11对；花白色。

山槐（山合欢）花枝 *Albizia kalkora*　　　山槐（山合欢）树干 *Albizia kalkora*　　　山槐（山合欢）生境 *Albizia kalkora*

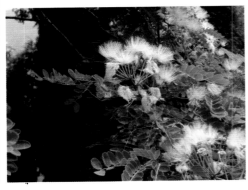 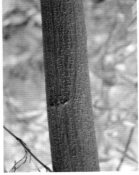 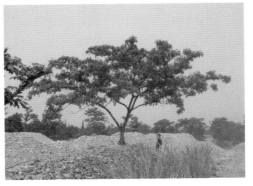

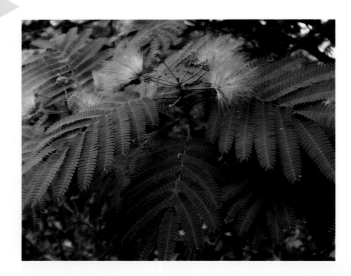

合欢花枝 *Albizia julibrissin*

合欢花
合欢花　Hehuanhua

⊙【来源】
合欢花为豆科(Leguminosae)植物合欢的干燥花序。

⊙【原植物】
合欢 *Albizia julibrissin* Durazz. 见"合欢皮"项。

⊙【生境分布】
见"合欢皮"项。

⊙【采收加工】
夏季花开放时选择晴天采收，及时晒干。

⊙【药材性状】
合欢花头状花序，皱缩成团。花细长而弯曲，长0.7～1cm，淡黄棕色至淡黄色，具短梗。花萼筒状，先端有5小齿；花冠筒长约为萼筒的2倍，先端5裂，裂片披针形；雄蕊多数，花丝细长，黄棕色，下部合生，上部分离，伸出花冠筒外。气微香，味淡。

⊙【性味功能】
味甘，性平。有舒郁，理气，安神，活络，解郁安神的功能。

⊙【主治用法】
用于心神不安，忧郁失眠。用量4.5～9g。

混伪品

豆科植物山槐(山合欢)*Albizia kalkora*的干燥花序在部分地区作合欢花使用。与合欢的区别点：羽片2～3对；每羽片小叶5～11对；花白色。

伪合欢花（山槐）
Albizia kalkora

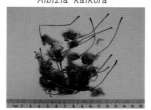

山槐(山合欢)花枝
Albizia kalkora

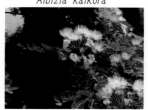

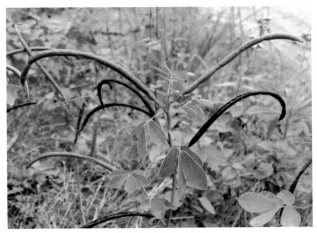

决明果枝 *Cassia tora*

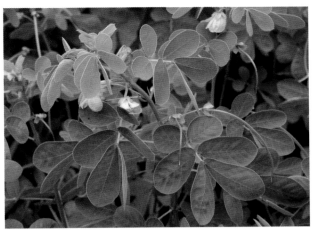

决明花枝 *Cassia tora*

决明子

决明子 Juemingzi

⊙【来源】

决明子为豆科(Leguminosae)植物决明的干燥成熟种子。

⊙【原植物】

决明 *Cassia tora* L.

一年生亚灌木状草本，高50~150cm，多分枝，被短柔毛。叶互生，偶数羽状复叶，叶柄上无腺体，在各对小叶间的叶轴上有1钻形暗红色腺体。小叶3对，倒卵形或倒卵状长圆形，长2~6cm，宽1.5~3.2cm，先端圆，基部楔形，全缘，幼时疏生柔毛。花成对腋生，顶部聚生，苞片线形，萼片5，卵形或卵状披针形；外面有毛；花冠黄色，花瓣5，基部有爪，下面2片稍长。雄蕊10，3个退化。荚果细长，四棱柱状，稍弯曲，长8~15~24cm，宽2~6mm，果梗长2~4cm。种子多粒，棱柱形，褐绿色，光亮。花期6~8月。果期8~10月。

⊙【生境分布】

生于村边、路旁、山坡等地。全国各地均有栽培。

⊙【采收加工】

秋季采收成熟果实，晒干，打下种子，脱粒，除去杂质。

⊙【药材性状】

四棱短圆柱形，一端钝圆，另一端倾斜并有尖头，长4~6mm，宽2~3mm。棕绿色或暗棕色，平滑，有光泽，背腹面各有1条凸起的棱线，棱线两侧各有1条脐点向合点斜向的浅棕线形凹纹。质坚硬。横切面种皮薄；胚肥大，灰白色，半透明；胚黄色，两片子叶重迭并呈"S"状折曲。微弱豆腥气，味微苦，稍带黏性。

⊙【炮制及饮片】

决明子　除去杂质，洗净，干燥。用时捣碎。

炒决明子　取净决明子，清炒至微有香气。用时捣碎。

⊙【性味功能】

味苦、甘、咸，微寒。有清肝明目，润肠通便的功能。

⊙【主治用法】

用于高血压，头痛，眩晕，目赤涩痛，目暗不明，急性眼结膜炎，角膜溃疡，视物不清，青光眼，大便秘结，痈疖疮疡。用量 10～15g。

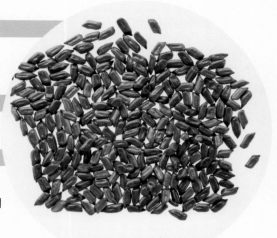

决明子 Cassia tora

混 伪 品

同科植物望江南、槐叶决明（茳芒决明）的干燥成熟种子在一些地方或民间也作决明子使用。决明子与混伪品原植物检索表：

1. 叶轴上两小叶间有线形或棒状腺体·······································决明 Cassia tora

1. 叶柄近基部有1腺体，扁长圆形或锥形。

2. 小叶较小，椭圆状披针形，长2～5（～8）cm，宽1～2cm。荚果较短，成熟时近圆柱形，多少肿胀，长5～10cm，宽0.5～1cm。叶柄腺体锥形·······································槐叶决明 Cassia sophora

2. 小叶较大，卵状长圆形或椭圆形，长4～10cm，宽2～3.5cm。荚果带状扁平，长10～13cm，宽1cm。叶柄腺体卵形或锥形·······································望江南 Cassia occidentalis

槐叶决明花枝 Cassia sophora　　槐叶决明果枝 Cassia sophora　　　　望江南 Cassia occidentalis

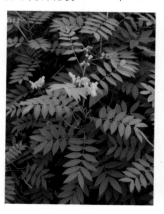 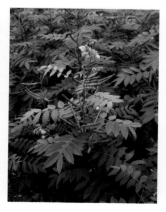 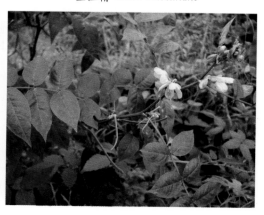

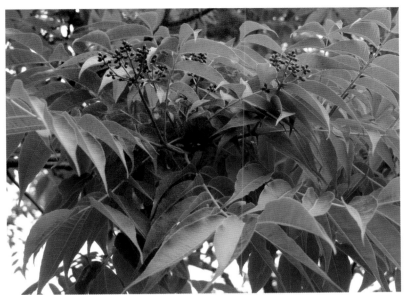 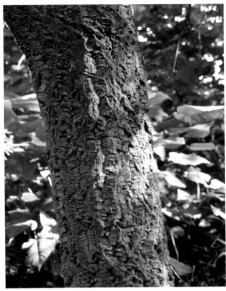

黄檗 *Phellodendron amurense*　　　　　黄檗树干 *Phellodendron amurense*

关黄柏

关黄柏 Guanguangbai

⊙【来源】

关黄柏为芸香科 (Rutaceae) 植物黄檗的干燥树皮。

⊙【原植物】

黄檗 *Phellodendron amurense* Rupr.别名：关黄柏。

落叶乔木，高 10 ~ 20 m，胸径达 70 cm。枝扩展，树皮外层灰色或灰褐色，具厚栓皮，有弹性，内层鲜黄色，小枝灰褐色或淡棕色，无毛。单数羽状复叶对生；小叶 5 ~ 13，小叶柄短或近无柄，叶片长圆状披针形、卵状披针形或近卵形，长 5 ~ 11 cm，宽 3 ~ 4 cm，先端长渐尖或稍尾状，基部宽楔形,边缘有波状细钝锯齿及缘毛，齿缘有腺点，上面深绿色，无毛，下面灰绿色，中脉基部有白色长柔毛。聚伞形圆锥花序顶生，花轴及花枝有毛；花单性，雌雄异株；萼片 5，卵状三角形；花瓣 5，长圆形，黄白色；雄花的雄蕊 5，长于花瓣；花丝线形，基部被毛；雌花退化雄蕊鳞片状，子房倒卵形，有短柄。浆果状核果圆球形，直径 0.8 ~ 1 cm，熟时紫黑色，有特殊香气。花期 5 ~ 6 月，果期 9 ~ 10 月。

⊙【生境分布】

黄檗生于山地杂木林中或山间河谷及溪流处。分布于东北、华北及山东、江苏等省区。

⊙【采收加工】

常在 3 ~ 6 月间剥取树皮。选 10 年以上的树，轮流部分剥取，晒至半干，压平，刮净外层栓皮至露出黄色内皮，晒干。

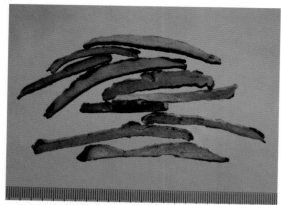

盐关黄柏 *Phellodendron amurense*

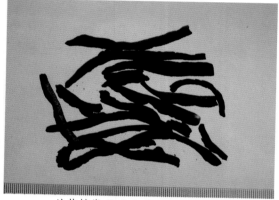

关黄柏炭 *Phellodendron amurense*

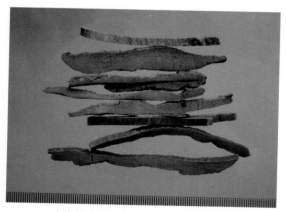

关黄柏饮片 *Phellodendron amurense*

⊙【药材性状】

　　厚2～4mm。外表面黄绿色或淡棕黄色，较平坦，有不规则的纵裂纹，皮孔痕小而少见，偶有灰白色的粗皮残留。内表面黄色或黄棕色。体轻，质较硬，断面鲜黄色或黄绿色。

⊙【炮制及饮片】

　　关黄柏 除去杂质，喷淋清水，润透，切丝，干燥。
　　盐关黄柏 取黄柏丝，加盐水拌匀，闷透，置锅内，以文火加热炒干，取出，放凉。每100kg黄柏丝用食盐2kg。
　　关黄柏炭 取黄柏丝，置热锅内，用武火炒至内部焦黄色或表面焦黑色，喷淋清水少许，熄灭火星，取出，晾干。

⊙【性味功能】

　　味苦，性寒。有清热燥湿，泻火除蒸，解毒疗疮的功能。

⊙【主治用法】

　　用于湿热泻痢，黄疸，带下，热淋，脚气，骨蒸劳热，盗汗，遗精。外用于疮疡肿毒，湿疹，瘙痒，口疮，黄水疮，烧、烫伤。用量3～12g。盐黄柏有滋阴降火的功能。用于阴虚火旺，盗汗骨蒸。

　　黄檗曾与同科植物黄皮树 *Phellodendron chinense* 同为中药黄柏的基源植物。参见"黄柏"项。

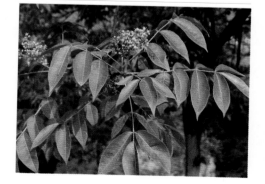

黄皮树 *Phellodendron chinense*

灯心草
灯心草 Dengxincao

⊙【来源】

灯心草为灯心草科(Juncaceae)植物灯心草的茎髓。

⊙【原植物】

灯心草 *Juncus effusus* L.

多年生草本，高40~100cm。根茎横走，具多数须根。茎丛生，直立，圆柱状，直径1.5~4mm，绿色，具纵条纹；髓部白色，下部鞘状叶数枚，长至15cm，红褐色或淡黄色，上部的绿色，有光泽；叶片退化呈刺芒状。花序聚伞状，假侧生，多花，密集或疏散；总苞圆柱状，直立，长5~20cm；花小，淡绿色，具短柄；花被片6，2轮，条状披针形，外轮稍长，边缘膜质；雄蕊3，稀为6，较花被短；雌蕊1，子房上位，3室，柱头3裂。蒴果卵状三棱形或椭圆形，3室，顶端钝或微凹，略与花被等长或稍长。种子多数，卵状长圆形，长约0.4mm，褐色。花期5~6月，果期6~7月。

⊙【生境分布】

生于湿地，沼泽边，溪边，田边等潮湿地带。分布于全国各地。

⊙【采收加工】

夏、秋季采收地上部，晒干，用刀顺茎划开皮部，剥出髓心，捆把。

⊙【药材性状】

呈细长圆柱形，长可达90cm，直径1~3mm，表面乳白色或淡黄色，有凸起的细纵纹及极细的孔隙。质轻而柔软，有弹性，易拉断，断面不平，白色。

⊙【炮制及饮片】

灯心草 除去杂质，剪段。
灯心炭 取净灯心草，焖煅至透，放凉，取出。

⊙【性味功能】

味甘、淡，性微寒。有清心火，利小便的功能。

⊙【主治用法】

用于心烦失眠，尿少涩痛，口舌生疮。用量1~3g。

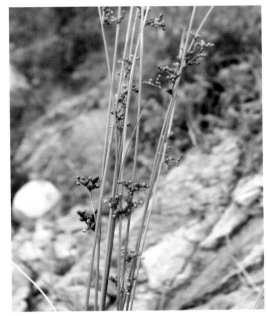

灯心草果株 *Juncus effusus*

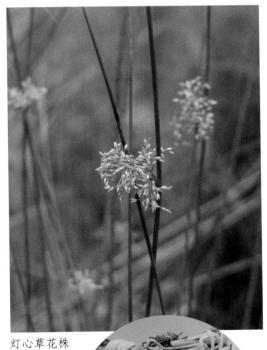

灯心草花株
Juncus effusus

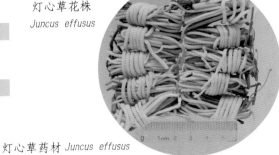

灯心草药材 *Juncus effusus*

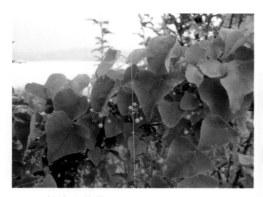

粉防己花枝 *Stephania tetrandra*

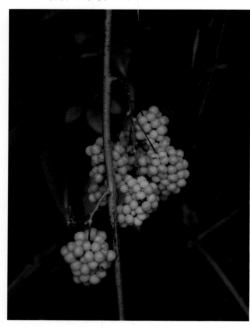

粉防己果枝 *Stephania tetrandra*

防己
防己 Fangji

⊙ 【来源】

防己为防己科(Menispermaceae)植物粉防己的干燥块根。

⊙ 【原植物】

粉防己 *Stephania tetrandra* S. Moore 别名：石蟾蜍，汉防己，金丝吊鳖。

多年生落叶缠绕藤本。根通常圆柱形或长块状，直径3～10cm，外皮淡棕色或棕褐色，具横向纹理。茎柔弱，纤细，圆柱形，有扭曲的细长纵条纹。叶互生，叶柄盾状着生，长5～6cm，薄纸质，三角宽卵形，长4～6cm，宽5～6cm，先端钝，具细小突尖，基部截形，或略呈心形，上面绿色，下面灰绿色至粉白色，两面均被短柔毛，以下面较密，全缘，掌状脉5条。花小，雌雄异株，雄花聚集成头状聚伞花序，呈总状排列；雄花绿色，花萼4，萼片匙形，长1mm，宽0.5mm，基部楔形；花瓣4枚，倒卵形，长约0.9mm，宽约0.7mm，肉质，边缘略向内弯，有时具短爪；雄蕊4枚，花丝愈合成柱状体，上部盘状，花药着生其上；雌花成缩短的聚伞花序，萼片、花瓣与雄花同数，子房椭圆形，长约1mm，花柱3，乳头状。核果球形，熟时红色，直径5～6mm，内果皮骨质，呈扁平马蹄形，长、宽均为4～5mm，两侧中央下陷，背部隆起，有小瘤状突起及横槽纹15～17条。种子环形。花期5～6月，果期7～9月。

⊙ 【生境分布】

生于山坡、丘陵地带的草丛及灌木林的边缘。分布于江苏、安徽、浙江、江西、福建、台湾、湖北、湖南、广东和广西等省区。

⊙ 【采收加工】

秋季采挖，洗净，除去粗皮，晒至半干，切段，个大者再

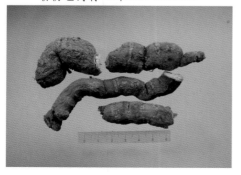

粉防己药材 *Stephania tetrandra*

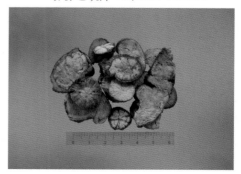

粉防己饮片 *Stephania tetrandra*

纵切，干燥。

⊙【药材性状】

块根呈不规则圆柱形、半圆柱形块状或块片状，常弯曲如结节样，长3～10cm，直径1～6cm。去栓皮的药材表面淡灰黄色，可见残留的灰褐色栓皮，弯曲处有深陷的横沟。体重、质坚实，断面平坦，灰白色至黄白色，富粉性，有排列较稀疏的放射状纹理，纵剖面浅灰白色，维管束浅棕色，呈弯曲筋脉状纹理。气微，味苦。以质坚实、粉性足者为佳。

⊙【炮制及饮片】

除去杂质，稍浸，洗净，润透，切厚片，干燥。本品为类圆形或破碎的厚片，周边色较深，切面灰白色，粉性，有稀疏的放射状纹理。气微，味苦。

⊙【性味功能】

味苦、辛，性寒。有利水消肿、祛风止痛的功能。

⊙【主治用法】

用于水肿、小便不利、风湿痹痛、下肢湿热。外用于痈肿疮毒、湿疹等。用量4.5～9g。

混伪品

1. 防己科植物木防己 *Cocculus orbiculatus* 的干燥块根在一些地区作防己入药。

木防己为缠绕性落叶木质藤本。叶互生，有短柄；叶片宽卵形或卵状长圆形，先端多形，基部圆形、楔形或略呈心形，全缘或3浅裂，中央裂片较长。小花淡黄色，组成腋生圆锥聚伞花序；花瓣6，二轮。核果近球形，蓝黑色，有白粉。

2. 马兜铃科植物广防己 *Aristolochia fangchi* 的干燥块根作防己入药已有很长时间，近年发现广防己含有毒物质马兜铃酸而被禁用。广防己为多年生攀援藤本，长3～4m。根部粗大，圆柱形，栓皮发达。茎细长少分枝，灰褐色或棕黑色，密生褐色绒毛。叶互生；叶长圆形或卵状长圆形，先端渐尖或钝，基部心形或圆形，全缘，幼时两面均被灰白色绒毛，后渐脱落，质稍厚。花单生于叶腋，花被筒状，紫色，上有黄色小斑点，中部收缩成管状，略弯曲，外面被毛。蒴果长圆形或圆柱形。

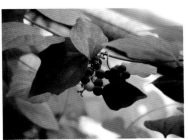
木防己果枝 *Cocculus orbiculatus*

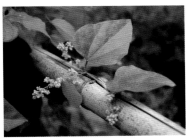
木防己花枝 *Cocculus orbiculatus*

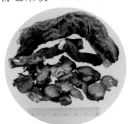
木防己药材与饮片 *Cocculus orbiculatus*

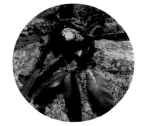
广防己 *ristolochia fangchi*

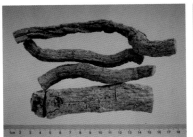
广防己药材 *ristolochia fangchi*

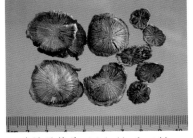
广防己饮片 *ristolochia fangchi*

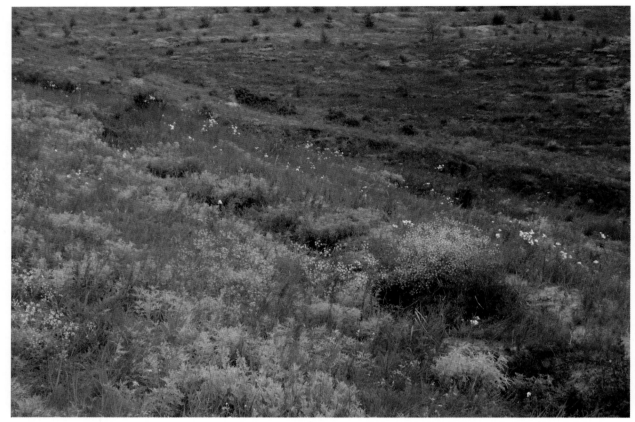

防风生境 *Saposhnikovia divaricata*

防风
防风 Fang feng

⊙【来源】

防风为伞形科(Umbelliferae)植物防风的干燥根。

⊙【原植物】

防风 *Saposhnikovia divaricata*（Turcz.）Schischk. 别名：关防风。

多年生草本，高30～80cm。根粗壮，根颈处密生纤维状叶残基。茎单生，两歧分枝，分枝斜上升，与主茎近等长，有细棱。基生叶簇生，有长柄，基部鞘状，稍抱茎；叶卵形或长圆形，2～3回羽状深裂，第一次裂片卵形，有小叶柄，第二次裂片在顶部的无柄，在下部的有短柄，再分裂成狭窄的裂片，先端尖锐；茎生叶较小，有较宽叶鞘。复伞形花序，花多数，形成聚伞状圆锥花序，伞辐5～7，不等长，无总苞片，小总苞片4～6，披针形；萼齿三角状卵形；花瓣5，白色；雄蕊5；子房下位，2室，花柱2，花柱基部圆锥形。双悬果卵形，幼时具疣状突起，成熟时光滑，每棱槽中常有油管1，合生面有油管2。花期8～9月。果期9～10月。

⊙【生境分布】

生于草原、丘陵、多石砾的山坡。分布于东北及河北、山东、山西、内蒙古、陕西、宁夏等。

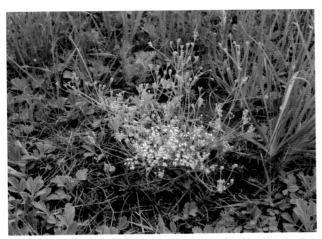

防风花株 Saposhnikovia divaricata

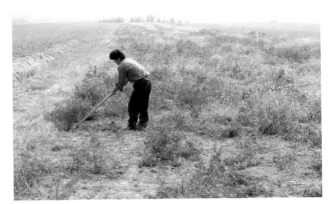

防风种植园 Saposhnikovia divaricata

⊙【采收加工】

春秋二季采挖未抽花茎植株的根，除去须根及泥沙，晒干。

⊙【药材性状】

根长圆锥形或长圆柱形，稍弯曲，长 20～30cm，直径 0.5～2cm。根头部粗糙，有剥落栓皮，具明显密集环纹，节上有黑棕色毛状残存叶基，长达 5cm。根灰棕色或棕色，皱缩而粗糙，有纵皱纹和致密横纹，并有多数横长皮孔及细根痕。体轻，质松，易折断，断面皮部棕黄色，疏松，裂隙较多，散生黄棕色油点，木部浅黄色。气特异，味微甘。

⊙【炮制及饮片】

除去杂质，洗净，润透，切厚片，干燥。

⊙【性味功能】

味甘、辛，性温。有发表，祛风，除湿的功能。

⊙【主治用法】

用于感冒，头痛，发热，无汗，风湿痹痛，四肢拘挛，皮肤瘙痒，破伤风等。用量 4.5～9g。

防风药材 Saposhnikovia divaricata

防风饮片 Saposhnikovia divaricata

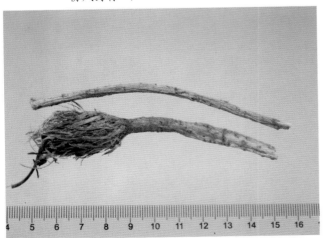

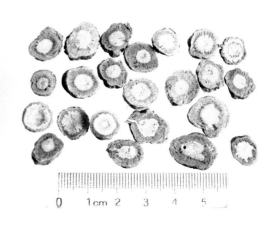

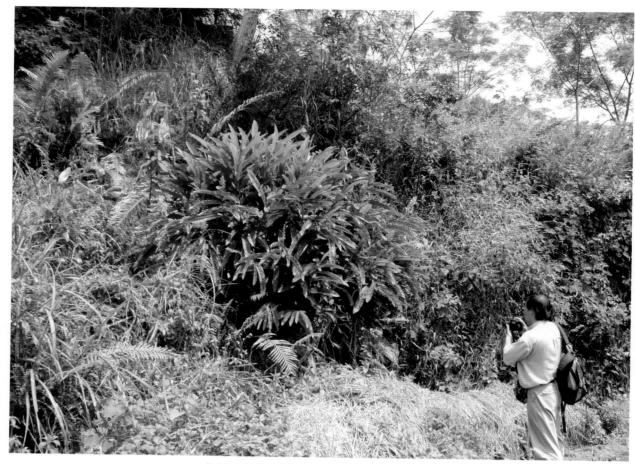

胡炳义编者考察红豆蔻 *Alpinia galanga*

红豆蔻

红豆蔻 Hongdoukou

⊙【来源】

红豆蔻为姜科(Zingiberaceae)植物红豆蔻的果实。

⊙【原植物】

红豆蔻 *Alpinia galanga* (L.) Willd. 别名：大高良姜，大良姜，红扣。

多年生草本。根状茎粗壮而横走，块状，淡棕红色，有多数环节，稍有香气。茎直立，高1～2m。叶排为2列，具细短柄；叶鞘长而抱茎；叶片长圆形至长披针形，长30～60cm，宽7～15cm，两面无毛，有光泽；叶舌短而圆，生毛。圆锥花序顶生，长15～30cm；花多数，直立，花序轴密生短柔毛，有多数双叉分枝，每分枝基部有长圆状披针形的苞片1枚，长约1～2mm；花绿白色稍带淡红色条纹，子房外露。果短圆形，熟后橙红色，直径约9mm，顶端有宿存花萼。种子多数，黑色，有香辣味。花期夏、秋季。

⊙【生境分布】

多生于山野沟谷阴湿林下或灌木丛和草丛中。分布于广西、广东、台湾、云南等省区。

⊙【采收加工】

9～10月间，果实近成熟时采收，晒干。

⊙【药材性状】

果实椭圆形，中间稍收缩，长0.8～1.5cm，直径
0.7～1cm；红棕色或淡红棕色，光滑或有皱纹，顶端
有淡黄色的残留花被，长2～5mm，基部有果柄痕。果
皮薄而脆，易破碎，内面淡黄色；子房3室，中轴胎座，
每室有种子2枚，种子块往往与果皮脱离。种子呈四面
体，背面稍隆起，长宽约0.4～0.5cm；表面黑棕色或
红棕色，外被浅棕色膜状假种皮；胚乳灰白色。气香，
味辛辣。以粒大、饱满、不破碎、气味浓者为佳。

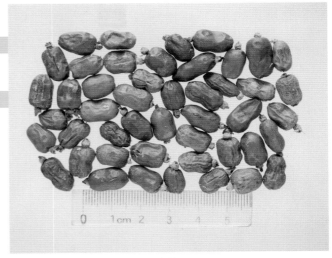

红豆蔻药材 *Alpinia galanga*

⊙【炮制及饮片】

除去杂质。用时捣碎。

⊙【性味功能】

味辛，性温。有温中散寒，行气止痛，燥湿散寒、醒脾消食的功能。

⊙【主治用法】

用于胃寒疼痛，呕吐，泄泻，消化不良，腹部胀痛。用量3～6g。

红豆蔻果株 *Alpinia galanga*   红豆蔻花株 *Alpinia galanga*

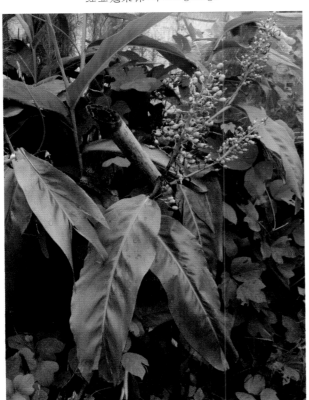
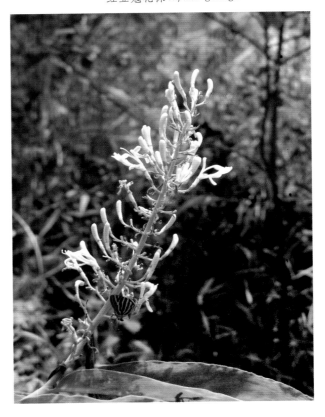

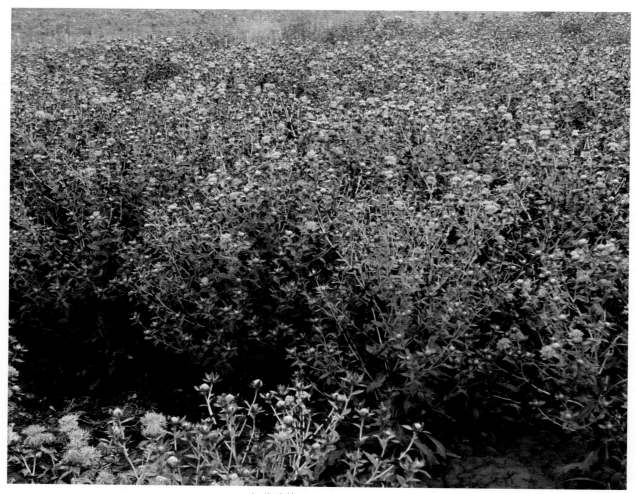

红花种植园 *Carthamus tinctorius*

红花

红花 Honghua

⊙【来源】

红花为菊科(Compositae)植物红花的干燥花。

⊙【原植物】

红花 *Carthamus tinctorius* L. 别名：草红花，刺红花，红蓝花。

一年生草本，高30~100cm。茎基部木质化，上部分枝。叶互生，无柄，稍抱茎，叶长椭圆形或卵状披针形，长4~12cm，宽1~3.5cm，先端尖，基部渐狭，边缘有齿裂，齿端有尖刺。上部叶渐小，边缘不分裂，成苞片状包围头状花序，有尖刺，边缘有针刺，直径2~3cm；总苞近球形，总苞片数轮，外层2~3轮，叶状，边缘有针刺；内层数轮，苞片卵形，边缘无刺，膜质；最内层为线形鳞片状，透明膜质。花多数，生于扁平花托上，全为管状花，长2~2.5cm，先端5裂，线形，初开时黄色，渐变橘红色，成熟时变为深红色; 雄蕊5, 花丝短, 着生于花冠口部, 花药合生成管状, 包围雌蕊; 花柱伸出花药管外, 柱头2浅裂。子房下位, 椭圆形。瘦果椭圆形或倒卵形, 具4棱, 基部稍斜, 白色。花期5~8月。果期7~9月。

⊙【生境分布】

生于温暖干燥气候, 排水良好的砂质壤土。我国多有栽培。

⊙【采收加工】

夏季当花冠由黄变红时采摘管状花(勿伤基部子房, 以便结子), 除去杂质, 阴干、烘干或晒干。

⊙【药材性状】

为不带子房的管状花, 长1~2cm。红黄色或红色。花冠筒细长, 先端5裂, 裂片呈狭条形, 长5~8mm。雄蕊5, 花药聚合成筒状, 黄白色; 柱头长圆柱形, 顶端微分叉。质柔软。气微香, 味微苦。

⊙【性味功能】

味辛, 性温。有活血通经, 散瘀止痛, 抗癌的功能。

⊙【主治用法】

用于经闭, 痛经, 难产, 死胎, 产后恶露不行, 癥瘕痞块, 跌扑损伤, 疮疡肿痛。用量3~6g。孕妇慎服。

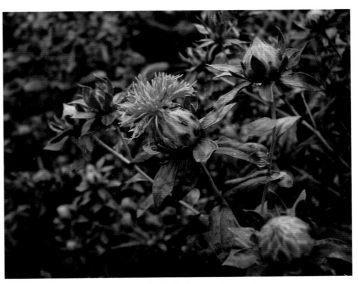

红花花枝 Carthamus tinctorius

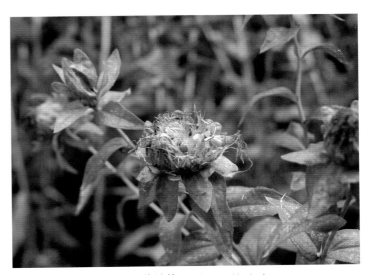

红花果枝 Carthamus tinctorius

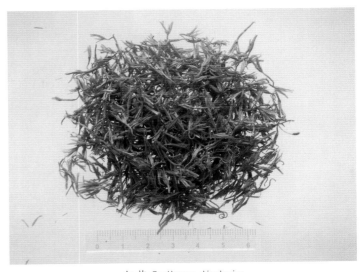

红花 Carthamus tinctorius

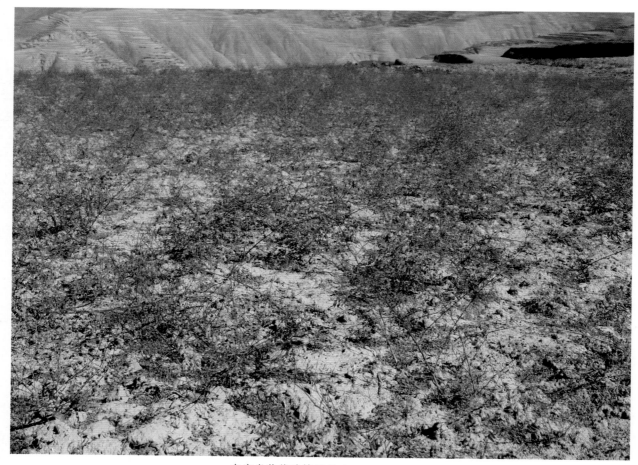

多序岩黄芪种植园 *Hedysarum polybotrys*

红芪；炙红芪

红芪 Hongq；炙红芪 Zhihongqi

⊙【来源】

红芪为豆科(Leguminosae)植物多序岩黄芪的干燥根。炙红芪为红芪的炮制加工品。

⊙【原植物】

多序岩黄芪 *Hedysarum polybotrys* Hand. Mazz.

多年生草本，高100~120cm。根为直根系，粗壮，深长，粗约1~2cm，外皮暗红褐色。茎直立，丛生，多分枝；枝条坚硬，无毛，稍曲折。叶长5~9cm；托叶披针形，棕褐色干膜质，合生至上部；通常无明显叶柄；小叶11~19，具长约1mm的短柄；小叶片卵状披针形或卵状长圆形，长18~24mm，宽4~6mm，先端圆形或钝圆，通常具尖头，基部楔形，上面无毛，下面被贴伏柔毛。总状花序腋生，高度一般不超出叶；花多数，长12~14mm，具3~4mm长的丝状花梗；苞片钻状披针形，等于或稍短于花梗，被柔毛，常早落；花萼斜宽钟状，长4~5mm，被短柔毛，萼齿三角状钻形，齿间呈宽的微凹，上萼齿长约1mm，下萼齿长为上萼齿的1倍；花冠淡黄色，长11~12mm，旗瓣倒长卵形，先端圆形，微凹，翼瓣线形，等于或稍长于旗瓣，龙骨瓣长于旗瓣2~3mm；子房线形，被短柔毛。荚果2~4节，被短柔毛，节荚近圆形或宽卵形，宽3~5mm，两侧微凹，具明显网纹和狭翅。花期7~8月，果期8~9月。

⊙【生境分布】

生于山地石质山坡或灌丛、林缘等。分布于甘肃、四川等地。

⊙【采收加工】

于10月中旬采挖。深挖根部，去掉茎基和须根，晒至柔软时，用手揉搓理顺根条，扎成小把，晾晒至干透即可。

⊙【药材性状】

红芪：呈圆柱形，少有分枝，上端略粗，长10~50cm，直径0.6~2cm。表面灰红棕色，有纵皱纹、横长皮孔及少数支根痕，外皮易脱落，剥落处淡黄色。质硬而韧，不易折断，断面纤维性，并显粉性，皮部黄白色，木部淡黄棕色，射线放射状，形成层环浅棕色。气微，味微甜，嚼之有豆腥味。

炙红芪：呈圆形或椭圆形厚片；外表皮红棕色，略有光泽，可见纵皱纹及残留少数支根痕。切片表面多具曲折裂隙，皮部浅黄色，形成层环浅棕色，木质部浅黄棕色至浅棕色，可见放射状纹理。具蜜香气，味甜，略带黏性，嚼之有豆腥味。

⊙【炮制及饮片】

红芪：除去杂质，大小分开，洗净，润透，切厚片，干燥。
炙红芪：取净红芪片，加入适量蜂蜜，炒至不粘手。

⊙【性味功能】

味甘，性温。红芪有补气固表，利尿托毒，排脓，敛疮生肌的功能。炙红芪有补中益气的功能。

⊙【主治用法】

红芪用于气虚乏力，食少便溏，中气下陷，久泻脱肛，便血崩漏，表虚自汗，气虚水肿，痈疽难溃，血虚萎黄，内热消渴，慢性肾炎蛋白尿，糖尿病。炙红芪用于气虚乏力，食少便溏。用量9~30g。

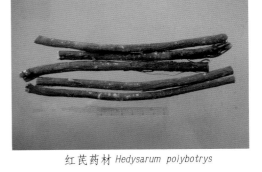

红芪药材 Hedysarum polybotrys

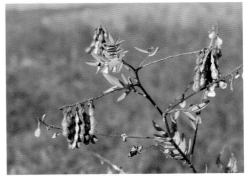

多序岩黄芪果枝 Hedysarum polybotrys

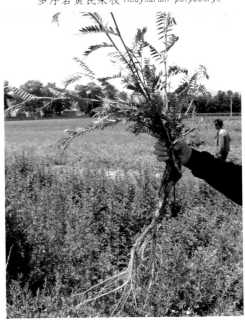

多序岩黄芪鲜根 Hedysarum polybotrys

红芪饮片 Hedysarum polybotrys

炙红芪 Hedysarum polybotrys

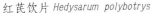

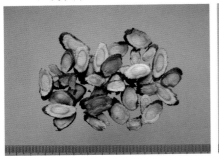

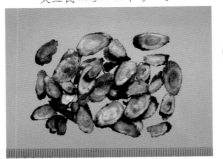

混伪品

本品常与黄芪混淆，见"黄芪"项。

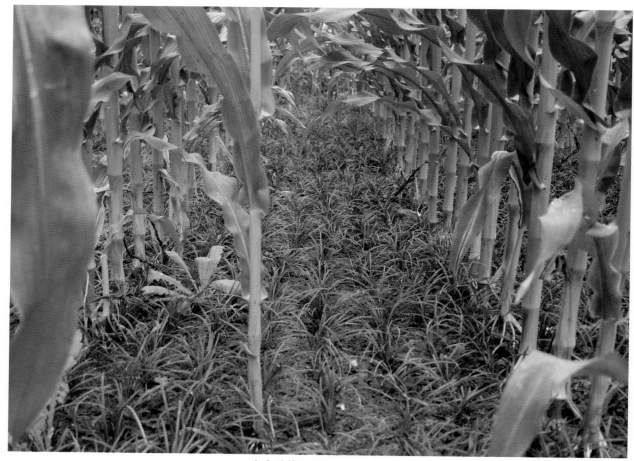

麦冬种植园 *Ophiopogon japonicus*

麦冬

麦冬 Maidong

⊙【来源】

麦冬为百合科(Liliaceae)植物麦冬的块根。

⊙【原植物】

麦冬 *Ophiopogon japonicus* (L. f.) Ker-Gawl. 别名：麦门冬、寸麦冬。

多年生常绿草本，茎短，高15～40cm。须根中部或先端常有膨大部分，形成纺锤形肉质块根。叶丛生，狭长线形，基部有多数纤维状老叶残基；叶长15～40cm，宽1.5～4mm，先端急尖或渐尖，基部稍扩大，绿白色，边缘有膜质透明叶鞘。花葶比叶短，长7～15cm，总状花序顶生，穗状，长3～8cm，小苞片膜质，每苞片腋生1～3朵；花梗长3～4mm，关节位于中部以上或近中部；花微下垂，花被片6，不展开，披针形，长约5mm，淡紫色或白色；雄蕊6，着生于花被片基部，花药三角状披针形；子房半下位，3室，花柱长约4mm，基部宽阔稍呈圆锥形。果实浆果状，球形，直径5～7mm，成熟时黑蓝色。花期5～8月。果期7～9月。

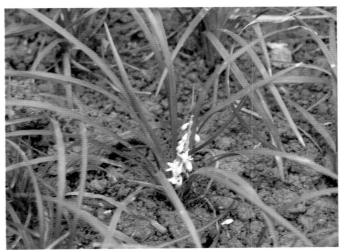

麦冬花株 *Ophiopogon japonicus*

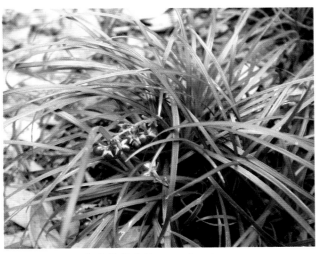

麦冬果株 *Ophiopogon japonicus*

◉【生境分布】

生于林下、山沟边或阴湿的山坡草地。分布于河北、河南、山东、江苏、安徽、浙江、江西、福建、台湾、湖北、湖南、广东、广西、陕西、四川、贵州、云南等省区。

◉【采收加工】

夏季采挖，除去地上部分，带根切下，洗净泥沙，反复暴晒、堆积，晒至七八成干，除去须根，晒干。

◉【药材性状】

块根呈纺锤形或长圆形，两端稍尖，中部肥满，稍弯，表面黄白色或淡黄色，半透明，具不规则细纵皱纹，一端常有细小中柱外露。质硬脆，易折断，断面黄白色，角质样，中央有细小中柱。气微香，味微甜。

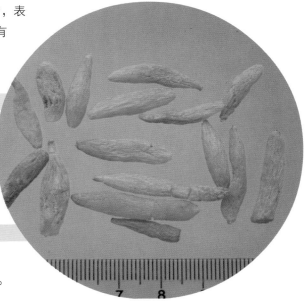

◉【炮制及饮片】

除去杂质，洗净，润透，轧扁，干燥。

◉【性味功能】

味甘、微苦，性寒。有养阴润肺，养胃生津，清心除烦的功能。

◉【主治用法】

用于肺燥干咳，肺痨咳嗽，津伤口喝，心烦失眠，内热消渴，肠燥便秘，咽白喉，肺结核咯血。用量6～12g。

麦冬药材 *Ophiopogon japonicus*

 混 伪 品

本品易与山麦冬混淆，见"山麦冬"项。

麦芽

麦芽 Maiya

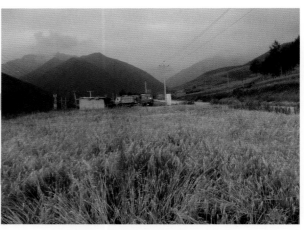

大麦种植园 Hordeum vulgare

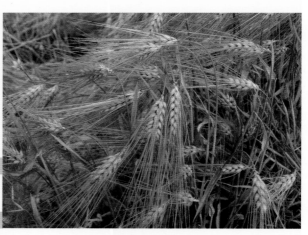

大麦 Hordeum vulgare

⊙【来源】

麦芽为禾木科(Gramineae)植物大麦的发芽颖果。

⊙【原植物】

大麦 *Hordeum vulgare* L.

一年生或二年生草本,高50～100cm。秆粗壮,直立,光滑无毛。叶鞘无毛,先端两侧具弯曲钩状的叶耳;叶舌小,长1～2mm,膜质;叶片扁平,长披针形,长8～18cm,宽6～18mm,上面粗糙,下面较平滑。穗状花序直立,长3～8cm,每节生3枚结实小穗;颖线形,无脉,长8～14mm,顶端延伸成8～14mm的芒;外稃无毛,5脉,芒粗糙,长8～13cm;颖果成熟后与稃体粘着不易脱粒,顶端具毛。花期3～4月,果期4～5月。

⊙【生境分布】

全国各地均有栽培。

⊙【采收加工】

全年可生产。将大麦洗净,浸泡4～6小时,装缸或笭内盖好,每天洒水保持湿润,至芽长6～9mm时取出晒干。

⊙【药材性状】

颖果稍呈棱形,长约1cm,直径约3mm。表面黄色,背面为外稃包围,先端长芒断落;腹面为内稃包围。果皮黄色,背面基部胚处长出胚芽及须根,胚芽紧帖颖果,长披针状线形,黄白色,长约5mm,须根数条,细而卷曲;腹面具纵沟一条。质硬,断面粉性,白色。气无,味微甘。

⊙【炮制及饮片】

麦芽 除去杂质。

炒麦芽 取净麦芽,清炒至棕黄色,放凉,筛去灰屑。

焦麦芽 取净麦芽,清炒至焦褐色,放凉,筛去灰屑。

⊙【性味功能】

味甘,性平。有健脾开胃,行气消食,回乳的功能。

⊙【主治用法】

用于食积不消,脘腹胀痛,脾虚食少,乳汁郁积,乳房胀痛,妇女断乳。生麦芽健脾和胃,疏肝行气。炒麦芽行气消食回乳。焦麦芽消食化滞。用量9～15g;回乳炒用60g。

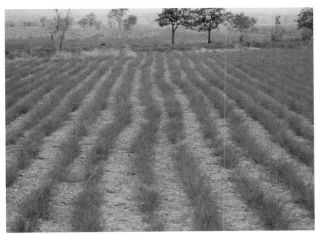

远志种植园 *Polygala tenuifolia*

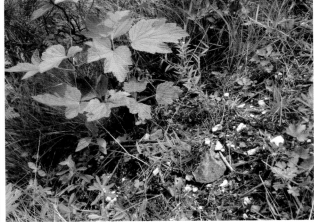

卵叶远志生境 *Polygala sibirica*

远志

远志 Yuanzhi

⊙【来源】

远志为远志科(Polygalaceae)植物远志或卵叶远志的干燥根或根皮。

⊙【原植物】

1. 远志 *Polygala tenuifolia* Willd. 别名：细叶远志，小草，小草根。

多年生草本。株高15~40cm。茎丛生，直立或斜生。叶互生，近无柄。叶片线形或线状披针形，长1~4cm，宽1~3mm，全缘，两端尖，通常无毛。总状花序，偏侧生于小枝顶端。花淡蓝色或蓝紫色，长6mm；花梗细长，与花等长或短。苞片3，易脱落。萼片5，外轮3片小，内轮2片花瓣状，长圆状倒卵形，长5~6mm。花瓣3；中央1瓣呈龙骨瓣状，长5~6mm，下面顶部有鸡冠状附属物；侧瓣长约4mm，基部与雄蕊管贴生。雄蕊8，结合成长8mm的雄蕊管。蒴果，近圆形，径约4mm，顶端凹陷。种子2粒，长圆形，长约2mm。花期5~7月，果期6~9月。

2. 卵叶远志 *Polygala sibirica* L. 别名：宽叶远志，西伯利亚远志。

多年生草本，株高10~40cm。茎直立，丛生，有毛。单叶，互生，无柄或有短柄；叶片披针形、线状披针形、卵状披针形或长圆形，长1~2cm，宽3~6mm，先端渐尖或急尖，基部宽楔形；下部叶常比上部叶宽。总状花序，腋生，最上一个假顶生，常高出茎的顶端；花蓝紫色，长约6mm，萼片宿存，外轮3片小，内轮2片花瓣状，花瓣3，下面中央1片龙骨瓣状，其下面顶部有撕裂成条的鸡冠状附属物，两侧瓣下部1/3与雄蕊管连生，里面有柔毛，雄蕊8，花丝下部2/3合生。蒴果，近倒心形，长约6mm，周围具窄翅且有短睫毛。种子2，密生白绢毛，有假种皮。花期5~7月，果期7~9月。

⊙【生境分布】

远志生于向阳带石砾或砂质干山坡、路旁或河岸谷地，有栽培，分布于东北、华北、西北及河南、山东、安徽、江苏、浙江、江西等省区。卵叶远志生于向阳山坡或平地带石砾或砂质干燥地，分布于东北、华北、西北及河南、山东、内蒙古、陕西、宁夏、甘肃、青海、新疆、四川、云南、贵州、西藏等等省、自治区。

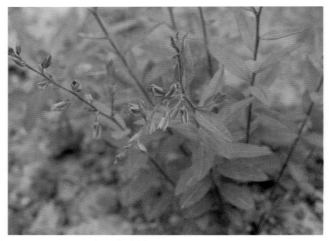

卵叶远志花枝 *Polygala sibirica*

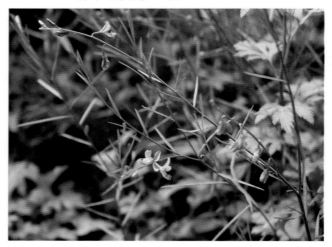

远志花枝 *Polygala tenuifolia*

⊙【采收加工】

　　春、秋季采挖（栽培者种植后3~4年采收），除去泥土、地上部分，晒至皮部稍皱缩，用手揉搓抽去木心，晒干，称"远志筒"。或将皮部剖开，除去木部，称"远志肉"；细的不去木部，称"远志棍"。

⊙【药材性状】

　　1. 远志：根皮（远志肉或远志筒）圆柱形或双卷筒状，稍弯曲，长2~15cm，直径2~7mm，厚约1mm。灰黄色至灰棕色，光滑或有横皱纹及裂纹，或有细小疙瘩状支根痕，偶有皮孔。质脆，易折断，断面平坦，黄白色。气微，味苦微辛。有刺喉感。根（远志棍）的中央有坚硬的木部，断面粗糙。

　　2. 卵叶远志：根呈圆柱形，长4~18cm，直径2~8mm；表面灰棕色或灰黑色，少呈灰黄色，纵向沟纹较多，横向沟纹较少。质较硬，不易折断，断面木质部大，皮部较薄。

⊙【炮制及饮片】

　　远志 除去杂质，略洗，润透，切段，干燥。

　　制远志 取甘草，加适量水煎汤，去渣，加入净远志，用文火煮至汤吸尽，取出，干燥。每100kg远志，用甘草6kg。

⊙【性味功能】

　　味苦、辛，性温。有安神化痰，消痈肿的功能。

⊙【主治用法】

　　用于神经衰弱，惊悸健忘，多梦失眠，寒痰咳嗽，痰湿痈肿，支气管炎，腹泻，膀胱炎等症。用量3~9g。

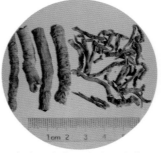

右为远志肉，左为远志筒
Polygala tenuifolia

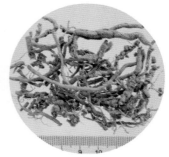

远志（卵叶远志
Polygala sibirica ）

 混 伪 品

　　同科植物瓜子金的干燥根或根皮有时被混入远志使用。3种植物的检索表：

　　1. 花丝全部合生成鞘……………………瓜子金*Polygala japonica*

　　1. 花丝2/3以下合生成鞘，以上分离或中间2枚分离，两侧各3枚合生。

　　2. 叶线形或线状披针形，宽0.5~1(3)mm；果球形，具窄翅，无缘毛

　　………………………………………远志*Polygala tenuifolia*

　　2. 茎下部叶卵形，上部叶披针形或椭圆状披针形，宽3~6mm以上；果近倒心形或近球形…………………卵叶远志*Polygala sibirica*

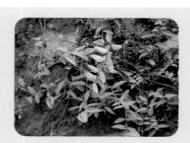

瓜子金 *Polygala japonica*

西、福建、台湾、河南、湖北、湖南、四川、贵州等省区。

⊙【采收加工】

春季4月当花未开放前采摘花蕾，拣去杂质，晒干或烘干，入药多用炮制品。

⊙【药材性状】

花蕾常3~7朵簇生于短花轴上，基部有卵形苞片1~2片，多脱落为单朵，完整单朵呈棒槌状，多弯曲，长1~1.7cm，直径约1.5mm；花被筒淡黄色或灰绿色，密生短柔毛，先端4裂，状如花冠，淡紫色或黄棕色。质软。气微，味甘、辛辣。

⊙【炮制及饮片】

芫花 除去杂质。

醋芫花 取净芫花，加醋炒至醋吸尽。每100kg芫花，用醋30kg。

⊙【性味功能】

味辛、苦，性寒，有毒。有泻水逐饮，解毒杀虫的功能。

⊙【主治用法】

用于肺癌结块，痰饮癖积，喘咳，水肿，胁痛，心腹症结胀痛，痈肿。用量1.5~3g，水煎或入丸、散。

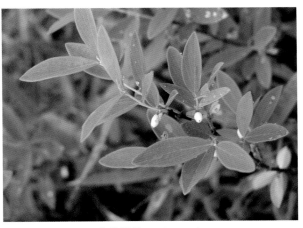
芫花果枝 Daphne genkwa

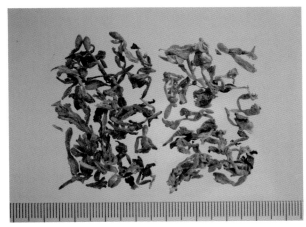
左为醋芫花，右为芫花 Daphne genkwa

混伪品

同科植物狼毒（瑞香狼毒）Stellera chamaejasme的花蕾在许多地区混作芫花使用。狼毒为多年生草本，高20~50cm。茎直立，数茎丛生。圆头状花序顶生，未开时象一束火柴头；总苞绿色；花黄色或白色、淡红色。花期夏季。

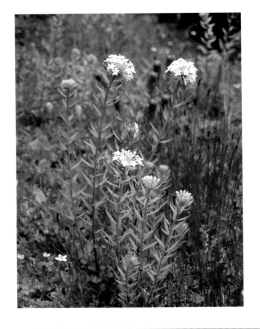
狼毒（瑞香狼毒 Stellera chamaejasme）

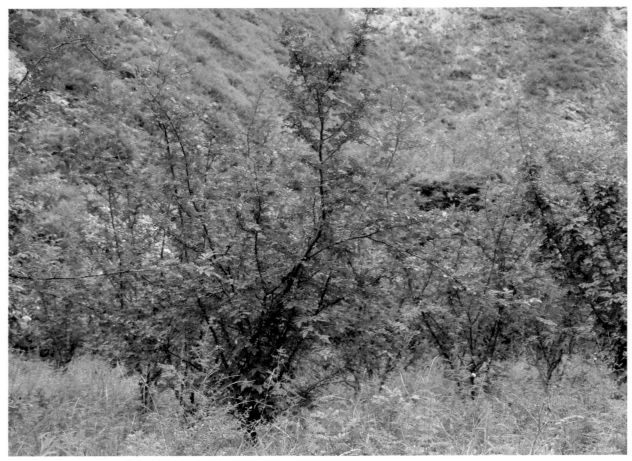

花椒生境 *Zanthoxylum bungeanum*

花椒

花椒 Hua jiao

⊙【来源】

花椒为芸香科(Rutaceae)植物青椒或花椒的干燥成熟果皮。

⊙【原植物】

1. 青椒 *Zanthoxylum schinifolium* Sieb. et Zucc.。

灌木，高1～3m，茎枝木质，灰褐色，疏生硬直的皮刺。奇数羽状复叶，互生，叶轴具狭窄的翼，中间下陷成小沟状，小叶15～21，对生或近对生，小叶柄极短，小叶片呈不对称的卵形至椭圆状披针形，长1～3.5cm，宽0.5～1cm，先端急尖，有钝头，基部楔形，有时歪斜不整齐，边缘有细钝锯齿，齿间有腺点，表面绿色，背面淡绿色，有腺点，主脉下陷，侧脉不明显。伞房状圆锥花序顶生，花单性或杂性，花小而多，青色；花萼5，广卵形，长0.5mm；花瓣5，长圆形或长卵形，长1～1.5mm，两端狭而钝；雄花有雄蕊5，退化心皮细小；雌花中雄蕊退化为鳞片状，心皮1～3，几无花梗，柱头头状。蓇葖果草绿色至暗绿色，表面有细皱纹，腺点色深呈点状下陷，先端有极短的喙状尖。种子卵圆形，黑色，光泽。花期

8～9月，果期10～11月。

2. 花椒 *Zanthoxylum bungeanum* Maxim. 别名：川椒、红椒、蜀椒、椒目。

落叶灌木或小乔木，高3～7m。茎上有增大的皮刺，枝木质而坚硬，灰色或褐灰色，有细小的皮孔及略斜向上的皮刺，基部略扁平。奇数羽状复叶，互生，叶轴两侧有小叶翼，背面着生向上的小皮刺；小叶5～9，有时3或11，对生，近无柄，纸质，卵形或卵状长圆形，长1.5～7cm，宽1～3cm，先端急尖或短渐尖，基部圆或钝，有时两侧稍不对称，边缘有细钝齿，齿缝处着生腺点，上面中脉基部有锈褐色长柔毛。聚伞状圆锥花序顶生，花小，单性，异株，花被4～8，三角状披针形；雄花有雄蕊与花被同，有退化心皮2；雌花心皮3～4，分离，仅2～3或1心皮成熟。蓇葖果红色至紫红色，外面密生疣状突起的腺体。沿背腹缝线开裂。种子圆球形，黑色，有光泽。花期3～5月。果期7～10月。

⊙【生境分布】

青椒生于林缘、灌木丛中或坡地石旁，分布于辽宁、河北、河南、山东、江苏、安徽、浙江、江西、湖南、广东、广西等省、自治区；花椒生于山坡灌木丛或路旁或栽培于庭园，分布于河北、甘肃、陕西、河南、山东、江西、湖北、湖南、广东、广西及西藏等省、自治区。

⊙【采收加工】

秋季果实成熟时采摘或连小枝剪下，晾晒干，除去枝叶杂质，将果皮与种子分开，生用或微火炒用。

⊙【药材性状】

青椒 多为2～3个上部离生的小蓇葖果，集生于小果梗上，蓇葖果球形，沿腹缝线开裂，直径3～4mm。外表面灰绿色或暗绿色，散有多数油点及细密的网状隆起皱纹；内表面类白色，光滑。内果皮常由基部与外果皮分离。残存种子呈卵形，长3～4mm，直径2～3mm，表面黑色，有光泽。气香，味微甜而辛。

花椒 蓇葖果多单生，直径4～5mm。外表面紫红色或棕红色，散有多数疣状突起的油点，直径0.5～1mm，对光观察半透明；内表面淡黄色。香气浓，味麻辣而持久。

⊙【炮制及饮片】

花椒 除去椒目、果柄等杂质。

炒花椒 取净花椒，清炒至有香气。

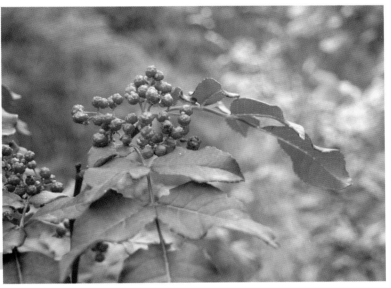

花椒果枝 *Zanthoxylum bungeanum*

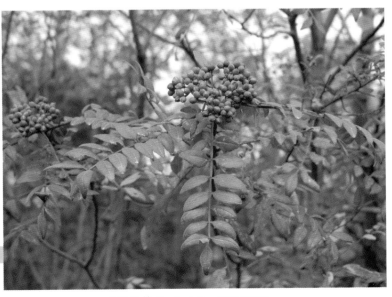

青椒果枝 *Zanthoxylum schinifolium*

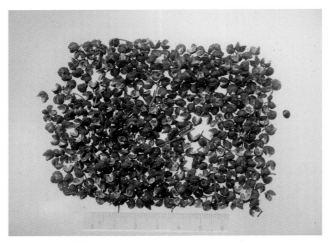

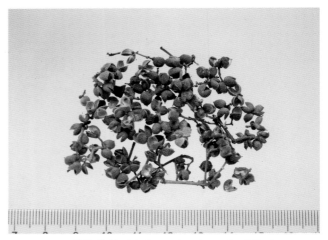

花椒药材（花椒 *Zanthoxylum bungeanum*）　　　　　　　　花椒药材（青椒 *Zanthoxylum schinifolium*）

⊙【性味功能】

味辛，性温。有温中助阳，散寒燥湿，止痒，驱虫的功能。

⊙【主治用法】

用于脘腹冷痛，呕吐，腹泻，阳虚痰喘，蛔虫症，蛲虫病。外用于皮肤瘙痒、疮疥等。用量3～6g。水煎服。外用适量，水煎洗患处。

混伪品

同科植物野花椒 *Zanthoxylum simulans*、竹叶花椒 *Zanthoxylum armatum* 的干燥成熟果皮在一些地方或民间也作花椒使用。花椒与混伪品原植物检索表：

1. 花萼5裂，花瓣5，2轮 ···青椒 *Zanthoxylum schinifolium*
1. 花被片4–8，1轮，无萼片与花瓣之分。
   2. 果瓣基部圆，非短柄状。
      3. 叶轴具翅或具绿色窄边·····································竹叶花椒 *Zanthoxylum armatum*
      3. 叶轴无翅，或具窄边，叶轴上面具浅纵沟·····················花椒 *Zanthoxylum bungeanum*
   2. 果瓣基部骤缩窄下延成短柄，小叶密被油腺点·····················野花椒 *Zanthoxylum simulans*

野花椒果枝 *Zanthoxylum simulans*　　　　野花椒果穗 *Zanthoxylum simulans*　　　竹叶花椒果枝 *Zanthoxylum armatum*

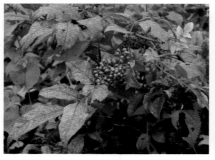

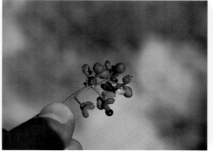

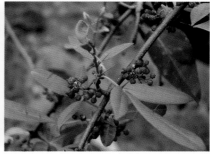

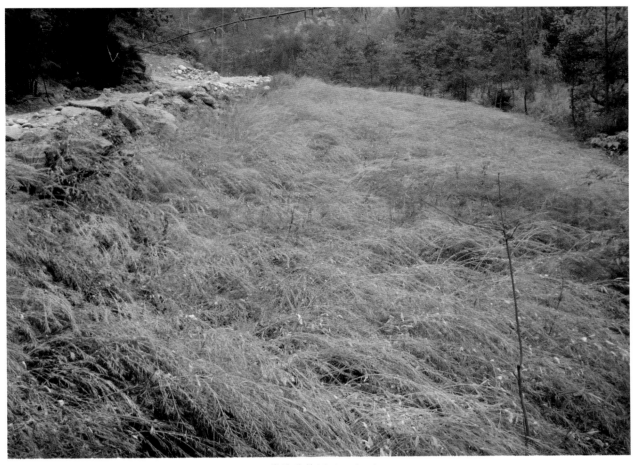

芥的种植园 Brassica juncea

芥子
芥子 Jiezi

⊙【来源】

芥子为十字花科(Cruciferae)植物白芥或芥的干燥成熟种子。前者习称"白芥子",后者习称"黄芥子"。

⊙【原植物】

1. 白芥 Sinapis alba L.

一或二年生草本,高达1m。茎较粗壮,全体被稀疏粗毛。叶互生,茎基部的叶具长柄,叶片宽大,倒卵形,长10~15cm,最宽处达5cm以上,琴状深裂或近全裂,裂片5~7,先端大,向下渐小,茎上部的叶具短柄,叶片较小,裂片较细,近花序之叶常小裂。总状花序顶生,花黄色,小花梗长1cm左右;萼片4,绿色,直立,花瓣4,长方卵形,基部有直立长爪;雄蕊6,4长2短;子房长方形,密被白毛,花柱细长,柱头小。长角果广条形,长2~3cm,密被粗白毛,先端有喙。种子圆形,淡黄白色,直径1.5~2mm。花期夏季。

2. 芥 Brassica juncea (L.) Czern. et Coss. 别名:芥菜。

一年或二年生草本,高30~150cm,常无毛,有时幼茎及叶具刺毛,带粉霜,有辣味。茎直立,有分枝。基生叶少,密生,短而宽,无皱,宽卵形至倒卵形,长10~20cm,有3对裂片或不裂,边缘有缺刻或牙齿，叶柄长 3～9cm，具小裂片；下部茎生叶较小，边缘有缺刻或牙齿，有时具圆钝锯齿，不抱茎；上部茎生叶窄披针形，长 2.5～5cm，宽 0.4～0.9cm，边缘具不明显疏齿或全缘。总状花序顶生；花直径 7～10mm；花梗长 4～10mm；萼片淡黄色，长圆状椭圆形，长 4～5mm，直立开展；花瓣黄色，倒卵形，长 8～10mm，具长爪。长角果线形，长 3～3.5cm，宽 2～3.5mm，果瓣具 1 突出的中脉，喙长 6～12mm；果梗长 5～15mm；种子圆球形，直径约 1mm，紫褐色。花期 3～月，果期 5～月。

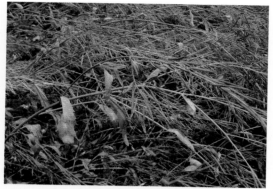

芥 Brassica juncea

⊙【生境分布】

栽培于园圃中。我国部分地区有栽培。

⊙【采收加工】

7～8 月待果实大部分变黄时，割下全株晒干，打下种子，簸除杂质。

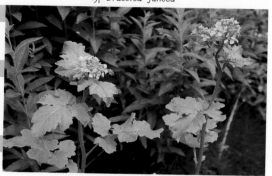

白芥 Sinapis alba

⊙【药材性状】

白芥子：种子近球形，直径 2～2.5mm，表面淡黄色，光滑，在放大镜下观察，可见细微的网纹，一端具一圆形淡褐色的种脐。去掉种皮可见 2 肥厚子叶，油质、相互纵向摺叠，胚根包藏于其间。气微，味辛辣。以粒大，饱满，色黄白，纯净者为佳。

黄芥子：较小，直径 1～2mm。表面黄色至棕黄色，少数呈暗红棕色。研碎后加水浸湿，则产生辛烈的特异臭气。

⊙【炮制及饮片】

芥子 除去杂质。用时捣碎。

炒芥子 取净芥子，清炒至深黄色有香辣气。用时捣碎。

⊙【性味功能】

味辛，性温。有利气豁痰，散寒，消肿止痛，平肝明目，止血的功能。

⊙【主治用法】

用于支气管哮喘，慢性支气管炎，胸胁胀满，寒性脓肿；外用治神经性疼痛，扭伤，挫伤。用量 3～9g；外用适量，研粉，醋调敷患处。

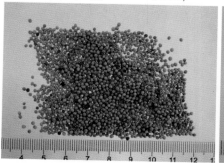
炒芥子（芥 Brassica juncea）

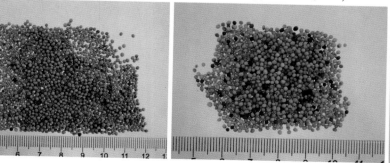
芥子（芥 Brassica juncea）

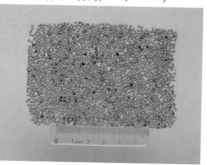
白芥子（白芥 Sinapis alba）

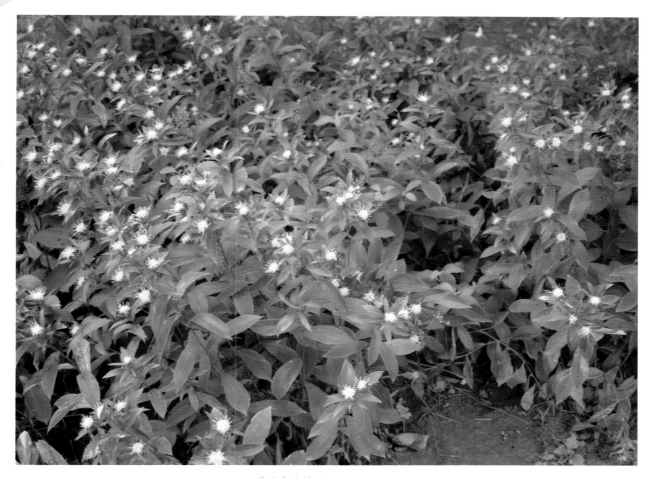

茅苍术生境 *Atractylodes lancea*

苍术

苍术 Cangzhu

⊙【来源】

苍术为菊科(Compositae)植物茅苍术的干燥根茎。

⊙【原植物】

茅苍术 *Atractylodes lancea*（Thunb.）DC. 别名：茅术、南苍术。

多年生草本，高30~80cm。根茎横生，结节状，粗大不整齐。茎不分枝或上部少分枝。叶互生，革质，长3~8cm，先端渐尖，基部渐狭，上面深绿色，下面浅绿色，边缘有细锯齿，上部叶无柄，多不分裂，最宽处在叶片中部以上；下部叶不裂或3裂，全缘、羽状半裂或深裂。头状花序顶生，总苞羽裂叶状，苞片6~8层；花多数，两性花与单性花多异株；两性花有多数羽状长冠毛，花冠白色；雄蕊5；子房下位，密生白色柔毛；单性花均为雌花，退化雄蕊5，先端卷曲。瘦果长圆形，有白色羽状冠毛。花期8~10月。果期9~10月。

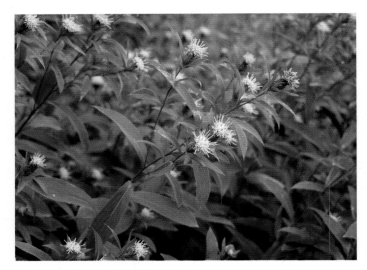

茅苍术 *Atractylodes lancea*

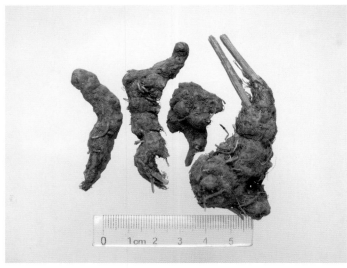

茅苍术药材 *Atractylodes lancea*

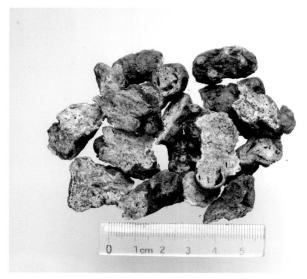

茅苍术饮片 *Atractylodes lancea*

⊙ 【生境分布】

生于山坡灌丛、草丛中，分布于吉林、辽宁、内蒙古、河北、河南、山东、山西、陕西、宁夏、甘肃、安徽、江苏、浙江、江西、湖北、四川等省、自治区。

⊙ 【采收加工】

春、秋二季采挖，以秋季采挖质量最好。挖取根茎，除去茎叶及须根，抖净泥土，晒干后撞去须根。

⊙ 【药材性状】

根茎连珠状、疙瘩状或结节状圆柱形，略弯曲，长3~10cm，直径1~2cm。灰棕色或黑棕色，有根痕、须根及残留茎痕。质坚实，断面平坦，黄白色或灰白色，有多数红棕色油点，暴露稍久，析出白色细针状结晶。气特异，味微甘而苦。

⊙ 【炮制及饮片】

苍术：除去杂质，洗净，润透，切厚片，干燥。

麸炒苍术：取麸皮，撒在热锅中，加热至冒烟时，加入净苍术片，迅速翻动，炒至表面深黄色时，取出，筛去麸皮，放凉。本品呈类圆形或条形厚片。

⊙ 【性味功能】

味辛、苦，性温。有健脾燥湿，祛风，散寒，明目的功能。

⊙ 【主治用法】

用于湿阻脾胃，食欲不振，消化不良，寒湿吐泻，胃腹胀痛，水肿，风寒湿痹，湿痰留饮，风寒感冒，雀目夜盲，湿疹等。用量3~9g。

一、依2005年版《中华人民共和国药典》记载，苍术为菊科植物茅苍术 Atractylodes lancea 和北苍术 Atractylodes chinensis 的干燥根茎。《中国植物志》及《中国高等植物》将北苍术 Atractylodes chinensis 修改为茅苍术 Atractylodes lancea 的异名。

二、我国苍术属植物共5种，其中4种植物的根茎结节状粗大，入药。苍术属4种药用植物检索表：

1. 叶不分裂

2. 叶通常披针形或卵状披针形，间或有椭圆形，最宽处在叶片中部以下或中部…………朝鲜苍术 Atractylodes koreana

2. 叶倒卵形或长倒卵形，倒披针形或长倒披针形，最宽处在叶片中部以上………………茅苍术 Atractylodes lancea

1. 叶羽状半裂或深裂

3. 叶无柄，大头羽状深裂或半裂……………………………………………………茅苍术 Atractylodes lancea

3. 叶具柄，3-5羽状全裂

4. 头状花序小，小花黄色或白色………………………………………………………关苍术 Atractylodes japonica

4. 头状花序大，小花红色…………………………………………………………白术 Atractylodes macrocephala

朝鲜苍术 Atractylodes koreana

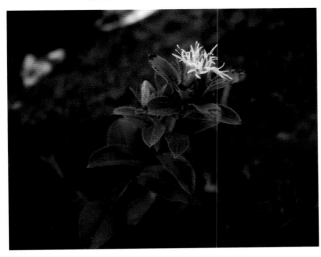

关苍术 Atractylodes japonica

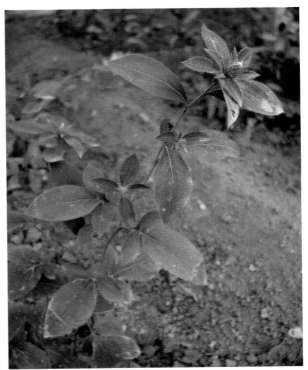

白术 Atractylodes macrocephala

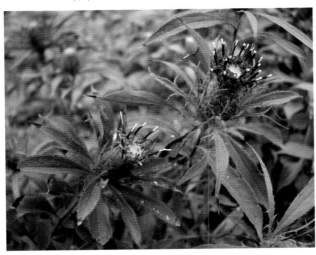

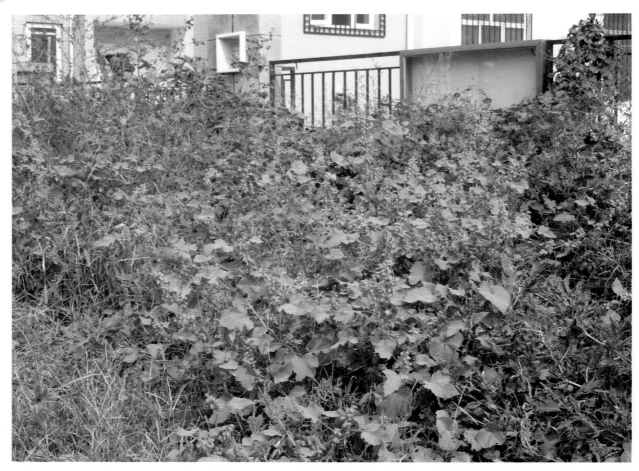

苍耳生境 *Xanthium sibiricum*

苍耳

苍耳 Canger

⊙【来源】

苍耳子为菊科(Compositae)植物苍耳干燥成熟带总苞的果实。

⊙【原植物】

苍耳 *Xanthium sibiricum* Patr. 别名：老苍子，刺儿棵。

一年生草本，高30～90cm。全体密生白色短毛。叶互生，有长柄。叶卵状三角形或心形，长5～10cm，宽4～9cm，先端尖，基部浅心形，边缘有锯齿或3浅裂，两面有短粗毛。花单性，雌雄同株；头状花序顶生或腋生；雄花序球状，生于上部叶腋，雄蕊5，有退化雌蕊。雌花序卵形，总苞片2～3列，连合成椭圆形囊状体，密生钩刺，先端2喙，内有小花2朵，无花冠；子房下位，卵形，2室，柱头2深裂。瘦果2，纺锤形，包在有刺的总苞内，连同喙部总苞长1.2-1.5cm，宽0.4-0.7cm，瘦果内有种子1。花期7～10月。果期8～11月。

⊙【生境分布】

生于荒野、草地、路旁等地向阳处。分布于全国各地。

⊙【采收加工】

秋季果实成熟时采收，干燥，除去梗、叶等杂质。

⊙【药材性状】

果实苞于总苞内，纺锤形或卵圆形，长1.2～1.5cm，直径0.4～0.7cm。黄棕色或黄绿色，有钩刺。顶端有2枚粗刺，分离或相连，基部有果梗痕。质硬而韧，横切面中央有纵隔膜，分2室，各有1枚瘦果。瘦果纺锤形，一面平坦，顶端有1花柱基，果皮薄，灰黑色，有纵纹。种皮膜质，浅灰色，有纵纹，子叶2，有油性。气微，味微苦。

⊙【炮制及饮片】

苍耳子：除去杂质。

炒苍耳子：取净苍耳子，置热锅中，用文火炒至黄褐色时，去刺，筛净，放凉。

⊙【性味功能】

味辛、苦，性温；有小毒。有散风湿，通鼻窍的功能。

⊙【主治用法】

用于风寒头痛，鼻炎，鼻窦炎，过敏性鼻炎，鼻渊流涕，风疹瘙痒，湿痹拘挛，麻风等。用量3～9g。

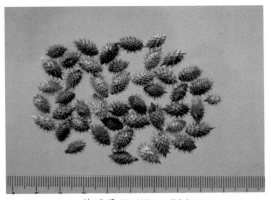

苍耳子 Xanthium sibiricum

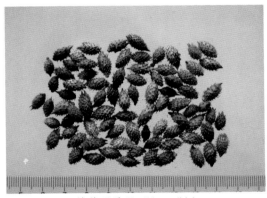

炒苍耳子 Xanthium sibiricum

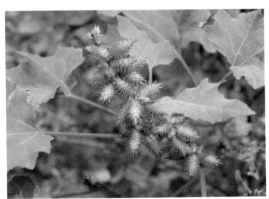

苍耳果枝 Xanthium sibiricum

混 伪 品

蒙古苍耳 Xanthium mongolicum

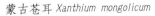

菊科植物蒙古苍耳 Xanthium mongolicum干燥成熟带总苞的果实在部分地区也作苍耳入药。与苍耳的区别点：成熟的具瘦果的总苞大，连同喙部总苞长1.8～2.0cm，宽0.8～1.0cm。

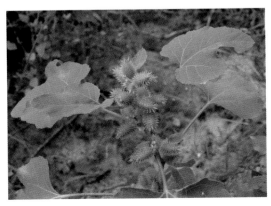

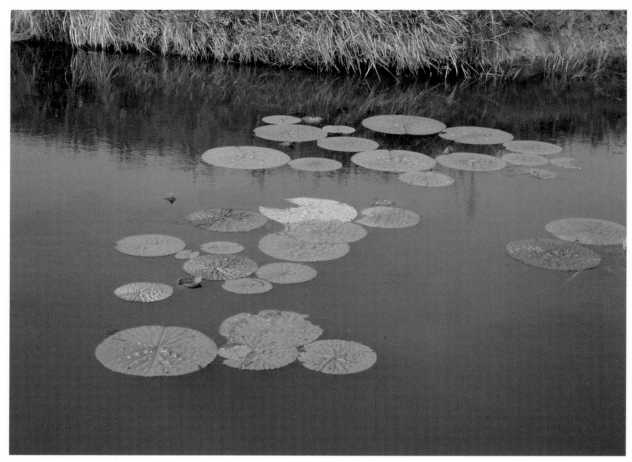

芡的生境 *Euryale ferox*

芡实

芡实 Qianshi

⊙【来源】

芡实为睡莲科(Nymphaeaceae)植物芡的种仁。

⊙【原植物】

芡 *Euryale ferox* Salisb. 别名：鸡头米，鸡头果。

一年水生草本。全株有多尖刺，须根白色。叶着生于短缩而肥厚的根茎上；叶柄长，密生针刺；初生叶小，膜质，箭形，具长柄，沉水；次生叶椭圆状肾形，一侧有缺刻，浮水。再次出生的叶盾状圆形，缺刻渐小或无，直径60～130cm，浮于水面，边缘向上卷折，上面浓绿色，多隆起及皱褶，叶脉分岐处有刺，下面浓绿或带紫色，掌状网状脉呈板状突起，密生绒毛，脉上有刺。花单一顶生，沉于水中或半露或伸出水面，半开，花梗长，多刺；花蕾似鸡头状，昼开夜合；萼片4，肉质；内面紫色，外面绿色；花瓣多数，紫色；雄蕊多数；子房下位，胚珠多数，着生于肉质的胎座上。浆果球形，有宿存萼片，海绵质，污紫红色，密生尖刺，形似鸡头。种子球形，直径1~1.5cm，假种皮的外层较薄，密布紫红色纹理，内层稍厚，污蓝色或紫黑色，外种皮坚硬，暗灰色或暗灰褐色，有不规则乳突，顶端四周凹陷，中央为圆形突起的种孔及椭圆形的种脐。花期6~9月。果期8~10月。

⊙【生境分布】

生于池沼及湖泊有淤泥处。分布于东北及河北、河南、山东、安徽、江苏、江西、福建、台湾、湖北、湖南、广东、广西、四川、贵州、云南等省、自治区。

⊙【采收加工】

秋季采，堆积沤烂果皮，取出种子，洗净晒干，磨开硬壳取净仁，晒干。

⊙【药材性状】

芡实近球形，完整者直径5~8mm，多破碎成小块，内种皮薄膜状，棕红色或暗紫色，一端淡黄色，占全体约1/3，有凹点状的种脐痕，除去内种皮显白色。质较硬，断面白色，粉性。气无，味淡。

⊙【炮制及饮片】

芡实：除去杂质。
麸炒芡实：取麸皮，撒在热锅中，加热至冒烟时，加入净芡实，迅速翻动，炒至表面微黄色时，取出，筛去麸皮，放凉。

⊙【性味功能】

味甘、涩，性平。有益肾固精，补脾止泻，祛湿止带的功能。

⊙【主治用法】

用于梦遗滑精，遗尿尿频，脾虚久泻，食欲不振，白带，白浊等。用量9~15g。

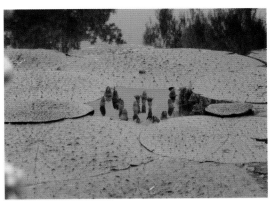
芡的花期 Euryale ferox

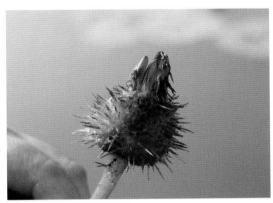
芡的花葶 Euryale ferox

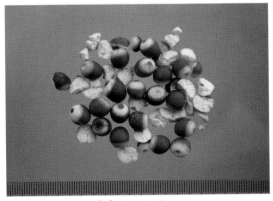
芡实 Euryale ferox

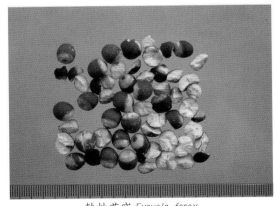
麸炒芡实 Euryale ferox

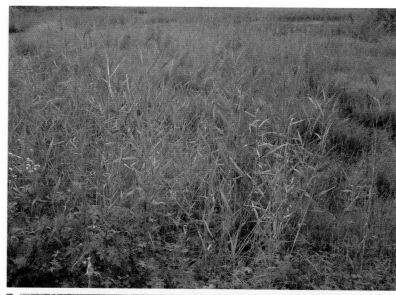

芦苇生境 *Phragmites australis*

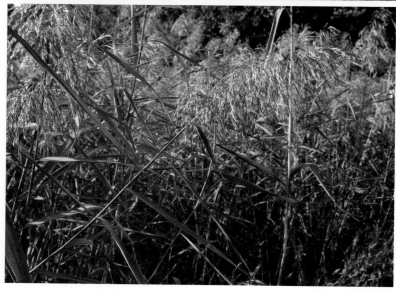

芦苇花枝 *Phragmites australis*

芦根

芦根 Lugen

⊙【来源】

芦根为禾本科植物（Gramineae）芦苇的新鲜或干燥根茎。

⊙【原植物】

芦苇 *Phragmites australis* (Cav.) Trin.ex Steud. (*Phragmites communis* Trin.) 别名：苇子。

多年生水生草本。匍匐根状茎粗壮；秆高1～3m，径2～10mm，节下具白粉。叶鞘圆筒形；叶舌有毛；叶片长15～45cm；宽1～3.5cm。圆锥花序，顶生，疏散，长10～40cm，稍下垂，下部枝腋具白柔毛；小穗通常含4～7花，长12～16mm；颖具3脉，第一颖长3～7mm，第二颖长5～11mm；第一花通常为雄性，外稃长8～15mm，内稃长3～4mm，脊上粗糙。颖果，长圆形。花、果期7～11月。

⊙【生境分布】

生于池沼地、河边、湖边、湿地等。分布于全国各地。

⊙【采收加工】

常在6～10月挖取根茎，去净泥土、芽和须根，晒干。鲜用可在采挖后用湿沙堆藏，以供应用。

⊙【药材性状】

鲜芦根：呈长圆柱形，有的略扁，长短不一，直径1～2cm。黄白色，有光泽，外皮疏松可剥离。节呈环状，有残根及芽痕。体轻，质韧，不易折断。切断面黄白色，中空，壁厚1～2mm，有小孔排列成环。无臭，味甘。

干芦根：呈扁圆柱形。节处较硬，节间有纵皱纹。

⊙【炮制及饮片】

除去杂质，洗净，切段，晒干。

⊙【性味功能】

味甘，性寒。有清热，生津，止呕，利小便的功能。

⊙【主治用法】

用于热病烦渴，胃热呕哕，肺热咳嗽，肺痈吐脓，热淋涩痛，吐血，衄血等。用量15～30g；鲜品用量加倍，或捣汁用。

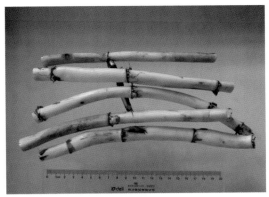

鲜芦根 *Phragmites australis*

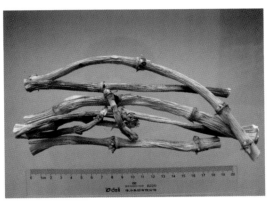

干芦根 *Phragmites australis*

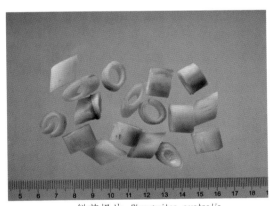

鲜芦根片 *Phragmites australis*

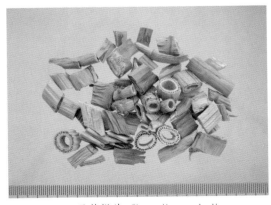

干芦根片 *Phragmites australis*

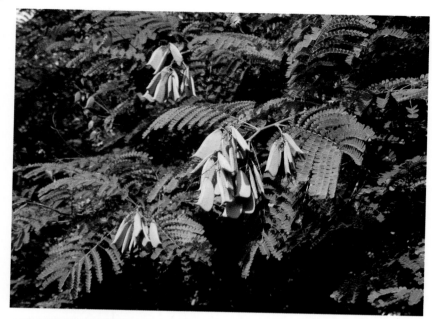

苏木果枝 *Caesalpinia sappan*

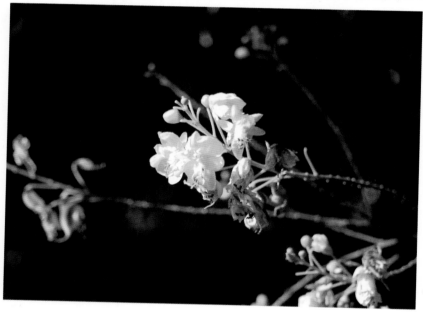

苏木花枝 *Caesalpinia sappan*

苏木

苏木 Sumu

⊙【来源】

苏木为豆科(Leguminosae)植物苏木的干燥心材。

⊙【原植物】

苏木 *Caesalpinia sappan* L. 别名：红苏木，苏方木，红柴。

灌木或小乔木，高5~10m。树干及枝条有刺，新枝幼时被细柔毛，皮孔凸出圆形。2回双数羽状复叶互生，有柄，羽片7～13对，长6～15cm，小叶10～17对，长圆形，长10～15mm，宽约5mm，先端钝圆或微凹，基部截形，全缘，两面无毛，下面有腺点。圆锥花序顶生或腋生，与叶近等长，有短柔毛；花两性，花萼5裂，4片相等，下面1片较小；雄蕊10，花丝上部细，扭曲，中部以下被密绵毛；雌蕊1；子房上位，密生灰色绒毛，花柱细长，短于雄蕊。荚果，扁斜状倒卵圆形，先端截形而有尾尖，厚革质，长6～10cm，宽3～4cm，成熟后红棕色，有短柔毛，背缝线处明显，不裂开。种子3～5，椭圆形或长圆形，长约2cm，宽1cm，褐黄色或暗黄色。花期4～6月。果期8～11月。

⊙【生境分布】

生于高温高湿，阳光充足的山坡、路旁、村旁。分布于福建、台湾、广东、海南、广西、贵州、四川、云南等省区。

⊙【采收加工】

种植8年后即可采伐，5～7月间，将树干砍下，除去粗皮及边材，取心材，晒干，用时切成薄片。

⊙【药材性状】

苏木为不规则稍弯曲的长条状或长圆棒形，长80～100cm，直径3～10cm，暗红色或黄棕色，可见红黄相间的纵向裂缝，有刀削痕及细小的凹入油孔，质坚硬而沉重，致密，横断面纤维性强，有显著类圆形同心环，中央有黄白色的髓，并有点状的闪光结晶体。气微香，味微甘涩。

⊙【炮制及饮片】

锯成长约3cm的段，再劈成片或碾成粗粉。

⊙【性味功能】

味甘、咸、微辛，性平。有活血通经，消肿止痛的功能。

⊙【主治用法】

用于经瘀血腹刺痛，经闭，痛经，产后瘀阻，慢性肠炎，吐血，黄疸型肝炎，痢疾，贫血，尿路感染，刀伤出血，外伤肿痛，胸腹刺痛。用量3～9g。孕妇忌服。

苏木药材 *Caesalpinia sappan*

苏木饮片 *Caesalpinia sappan*

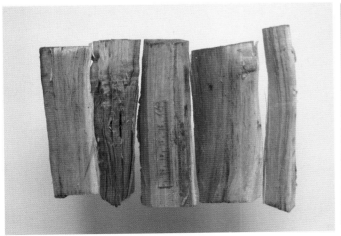

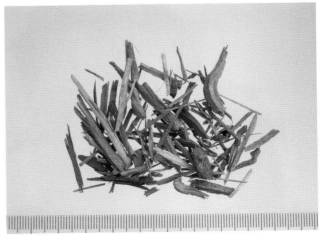

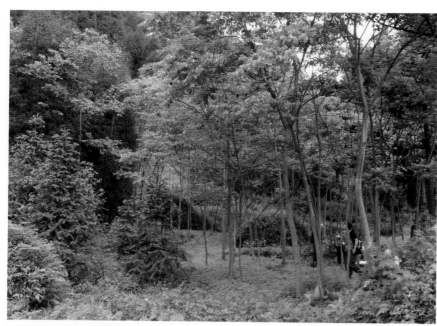

杜仲生境 *Eucommia ulmoides*

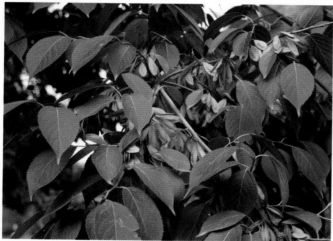

杜仲果枝 *Eucommia ulmoides*

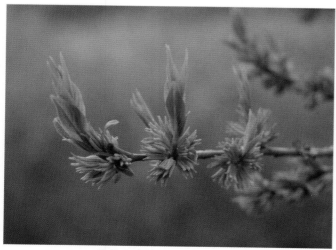

杜仲雄花枝 *Eucommia ulmoides*

杜仲

杜仲 Duzhong

⊙【来源】

　　杜仲为杜仲科(Eucommiaceae)植物杜仲的干燥树皮。

⊙【原植物】

　　杜仲 *Eucommia ulmoides* Oliv. 别名：丝棉木，丝棉皮，玉丝皮。

　　落叶乔木。高约10m。树皮灰色，折断后有银白色橡胶丝。小枝无毛，淡褐色至黄褐色，枝具片状髓心。单叶互生，卵状椭圆形或长圆状卵形，长6～16cm，宽3～7cm，先端锐尖，基部宽楔形或圆形，边缘有锯齿，表面无毛，背面脉上有长柔毛。雌雄异株，无花被。花常先叶开放，生于小枝基部。雄花具短梗，长约9mm；雄蕊4～10，花药线形，花丝极短。雌花具短梗，长约8mm；子房狭长，顶端有2叉状花柱，1室，胚珠2。果为具翅小坚果，扁平，连翅长3～4cm。花期4~5月，果期9~10月。

⊙【生境分布】

　　生于山地林中或栽培。分布于陕西、甘肃、河南、浙江、江西、湖南、广东、广西、四川、贵州、云南等省区。

⊙【采收加工】

　　春季4~5月间采用局部剥皮。选生长多年粗大树干，从树皮周围锯开，再用刀纵切，剥下树皮，刮去粗皮，晒干；或将树皮内面相对层叠，埋入稻草内发汗，6~7天后，内皮呈黑褐色时，取出晒干。

⊙【药材性状】

　　树皮为平整板片状或两端稍向内卷，长短不一，厚2~8mm。外面淡灰棕色，粗糙，有不规则槽沟及裂纹，有的附有灰绿色地衣，刮去粗皮者较平坦，有纵皱、裂痕。内面暗紫色或紫褐色，平滑。质脆，易折断，断面有细密银白色橡胶丝相连，丝有弹性。气微，味微苦，嚼之有胶状残留物。

⊙【炮制及饮片】

　　杜仲：刮去残留粗皮，洗净，切块或丝，干燥。
　　盐杜仲：取杜仲块或丝，加盐水拌匀，闷透，置锅内，以文火加热，炒至断丝、表面焦黑色时，取出，放凉。一般每100kg杜仲块或丝用食盐2kg。本品为块或丝状，表面焦黑色，折断时橡胶丝弹性较差。味微咸。

⊙【性味功能】

　　味甘、微辛，性温。有补肝肾，强筋骨，安胎，降血压的功能。

⊙【主治用法】

　　用于肾虚腰痛，筋骨痿弱，阳痿，梦遗，肾虚尿频，胎动不安，妊娠漏血，小便余沥，阴下湿痒，高血压病，头晕目眩等症。用量6~10g。

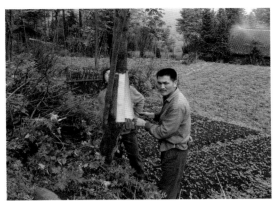

杜仲剥皮 Eucommia ulmoides

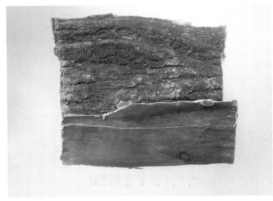

杜仲药材 Eucommia ulmoides

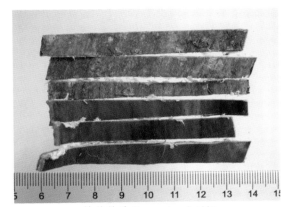

杜仲饮片 Eucommia ulmoides

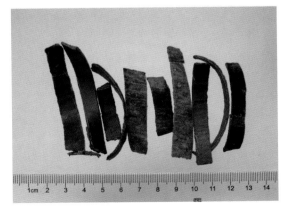

盐杜仲 Eucommia ulmoides

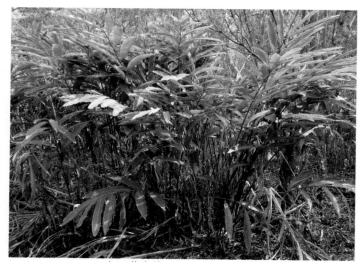

白豆蔻生境 *Amomum kravanh*

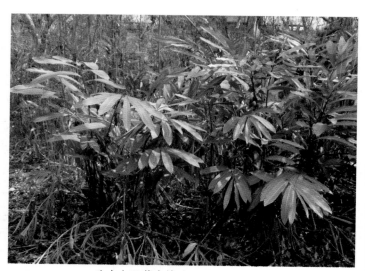

爪哇白豆蔻生境 *Amomum compactum*

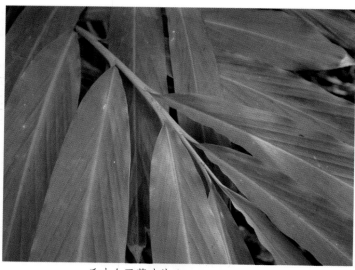

爪哇白豆蔻叶片 *Amomum compactum*

豆蔻

豆蔻 Doukou

⊙【来源】

豆蔻为姜科(Zingiberaceae)植物白豆蔻或爪哇白豆蔻的干燥成熟果实。

⊙【原植物】

1. 白豆蔻 *Amomum kravanh* Pierre ex Gagnep. 别名：豆蔻。

多年生草本，高2m。根茎粗壮，棕红色。叶二列；叶鞘边缘薄纸质，有棕黄色长柔毛；叶舌圆形，长3~5mm，被粗长柔毛；叶片狭椭圆形或披针形，长40~60cm，宽5~9cm，先端尾尖，基部楔形。花序2至多个从茎基处抽出，椭圆形或卵形，长7~14cm，径3~4.5cm；总苞片宽椭圆形或披针形，长2~3cm，宽1~1.8cm，膜质或薄纸质，黄色，有柔毛，纵细条纹多数；花着生于苞片腋内；花萼管状，先端膨大，3齿裂，有细柔毛；花冠管稍长于花萼管，裂片3，白色，椭圆形；唇瓣椭圆形，勺状，白色，中肋处加厚，黄色，先端钝圆，2浅裂；雄蕊1，花药隔附属体3裂；子房下位，有柔毛，花柱细长。蒴果黄白色或稍带污红色，球形，稍三棱形，易开裂。种子团3瓣，每瓣有种子7~10粒，呈不规则多面体，直径3~4mm，暗棕色，气味芳香而辛凉。花期4~5月。果期7~8月。

2. 爪哇白豆蔻 *Amomum compactum* Soland ex Maton。

与白豆蔻的主要区别：多年生丛生草本，高1.4~1.7m。花序2至多个从茎基处抽出，椭圆形或卵形，长3~7cm，径

2.5~4.5cm；总苞片宽椭圆形或披针形，长1.8~2.5cm，宽0.8~1.6cm。花期4~6月。果期7~8月。

⊙【生境分布】

白豆蔻生于山沟阴湿处，多栽培于树荫下，福建、海南、广东、云南和广西等省区有引种栽培。爪哇白豆蔻生于沟谷或林下阴湿处，多栽培于疏林或荫棚下。海南、云南南部等省区引种栽培。

⊙【采收加工】

多于7~8月间果实即将黄熟但未开裂时采集果穗，去净残留的花被和果柄后晒干；或再用硫黄熏制漂白，使果皮呈黄白色。

⊙【药材性状】

1. 白豆蔻：近球形，直径1.2~1.8cm。黄白色至淡黄棕色，具3条纵向槽纹，顶端有凸起的柱基，基部有凹下果柄痕，两端有浅棕色绒毛。果皮体轻，质脆，易纵向裂开，内分3室，每室有种子7~10粒，纵向排列于中轴胎座上，种子呈不规则多面形，背面稍隆起，直径3~4mm，被类白色膜状假种皮，种皮灰棕色，有细致的波纹；种脐呈圆形的凹点，位于腹面一端。气芳香，味辛凉，似樟脑气。

2. 爪哇白豆蔻：蒴果类球形，具三钝棱，直径0.8~1.2cm；每一棱上的隆起线（维管束）较白豆蔻明显；果皮木质，无光泽；果实3室，每室有种子2~4枚。种子形状如白豆蔻。

⊙【炮制及饮片】

除去杂质。用时捣碎。

⊙【性味功能】

味辛，性温。有化湿消痞，行气宽中，开胃消食，止呕的功能。

⊙【主治用法】

用于胃痛，腹胀，脘闷噫气，吐逆反胃，消化不良，湿温初起，胸闷不饥，寒湿呕逆，食积不消等症。用量2~5g。

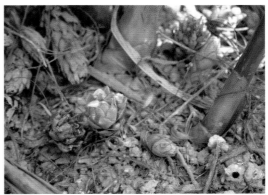

爪哇白豆蔻花株 Amomum compactum

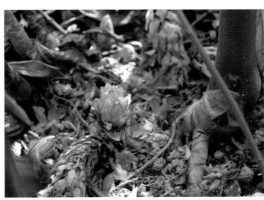

白豆蔻花株 Amomum kravanh

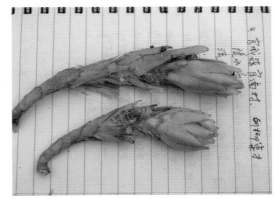

花序(上为白豆蔻 Amomum kravanh，下为爪哇豆蔻 Amomum compactum)

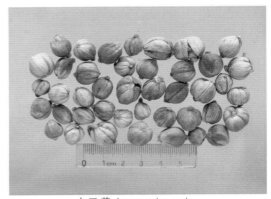

白豆蔻 Amomum kravanh

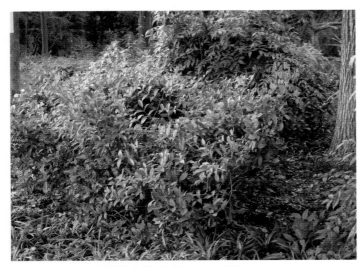

两面针生境 *Zanthoxylum nitidum*

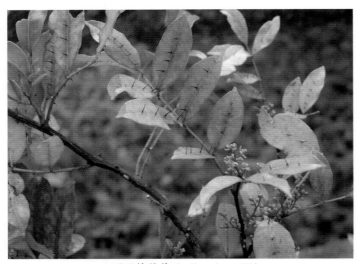

两面针雌花 *Zanthoxylum nitidum*

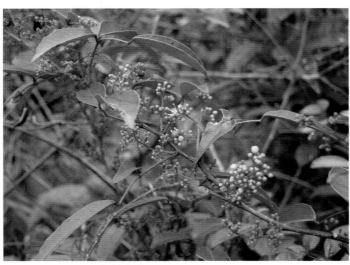

两面针雄花 *Zanthoxylum nitidum*

两面针
两面针 Liangmianzhen

⊙【来源】

两面针为芸香科(Rutaceae)植物光叶花椒的根。

⊙【原植物】

光叶花椒 *Zanthoxylum nitidum* (Roxb.) DC. 别名：上山虎、入地金牛。

木质藤本，长3~5m。根棕黄色。茎、枝、叶轴上面、叶柄及主脉上着生下弯皮刺。茎棕褐色，有皮孔。单数羽状复叶互生，叶轴上无翼或近无翼，小叶5~11，对生，卵形或卵状长圆形，坚纸质或厚革质，上面暗绿色，下面黄绿色，干后发亮，先端具骤狭的短尖头，钝圆或凹入，基部圆形或宽楔形，边缘有疏圆齿或近全缘。伞房状圆锥花序腋生，花单性，苞片细小，锥形；萼片4，宽卵形，花瓣4，卵状长圆形；雄花有雄蕊4；雌花雄蕊退化，心皮4，近离生，柱头头状。蓇葖果2，紫红色，有粗大油腺点，顶端有短喙；种子卵圆形，黑色光亮，味麻辣。花期3~4月。果期9~10月。

⊙【生境分布】

生于山野向阳的杂木林中。分布于浙江、福建、台湾、广东、海南、广西、湖南、贵州、四川、云南等省区。

⊙【采收加工】

栽培5~6年后采收。全年可挖取根部，以冬季采挖为佳。除去枝叶及泥土，洗净，切片或段，晒干。

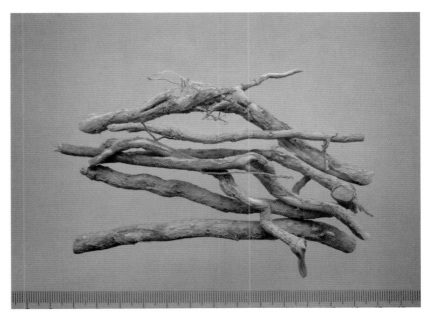

两面针药材 *Zanthoxylum nitidum*

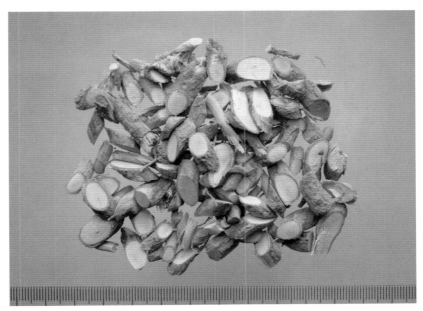

两面针根切片 *Zanthoxylum nitidum*

⊙【药材性状】

　　根近圆柱形，长5～20cm，直径0.5～6 cm。淡棕黄色或淡黄色，皮孔近圆形，黄色。商品多切成不规则块片或段，厚1～4mm，切面皮部淡棕色，木部淡黄色。质坚，气微香，味辛辣而苦，有麻舌感。

⊙【性味功能】

　　味辛、苦，性微寒，有小毒。有活血，行气，祛风止痛，解毒消肿的功能。

⊙【主治用法】

　　用于风湿骨痛，风寒湿痹及里寒或气滞所致的胃痛，腹痛，疝痛，牙痛，咽喉肿痛，骨折，跌打损伤，毒蛇咬伤。用量9～15g。水煎服。

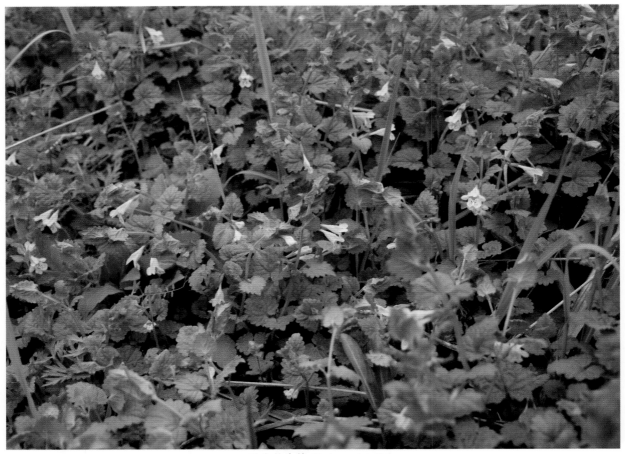

活血丹生境 *Glechoma longituba*

连钱草

连钱草 Lianqiancao

⊙【来源】

连钱草为唇形科(Labiatae)植物活血丹的全草。

⊙【原植物】

活血丹 *Glechoma longituba* (Nakai) Kupr. 别名：金钱草、肺风草、透骨消。

多年生匍匐草本，高5～35cm。茎细长柔弱，匍匐，淡绿带红色，四棱形，有分枝，茎节着地生根，枝稍直立，无毛或幼时疏生柔毛。叶对生，叶柄长0.5～10cm，有短柔毛；叶肾形、圆心形或长圆心形，直径0.5～2.5cm，先端钝，基部心形或近圆形，边缘有粗钝圆齿。轮伞花序腋生，每轮有花2～6朵，多为2朵；苞片钻形，先端有芒；花萼筒状，长8～25mm，先端5齿，齿端有芒，萼片外和齿缘上均有白色细毛；花冠淡红紫色，长1～2.5cm，二唇形，上唇短，先端深凹，下唇3裂，中裂片较大，先端凹；雄蕊4，2强，花丝顶端二歧，1枝着生花药，药室叉开成直角；子房

4裂，花柱细，光滑，柱头2裂。小坚果长圆形，褐色，细小。花期4~5月。果期5~6月。

⊙【生境分布】

生于田野、林缘、路边及林间草地，溪边河畔或村旁潮湿山沟分布于除甘肃、新疆、青海外，全国大部分地区。

⊙【采收加工】

夏季植株生长茂盛时，拔取全株，去净泥沙，晒干或洗净鲜用。

⊙【药材性状】

连钱草多缠绕成团状。茎细长，四棱形，直径约2mm，常扭曲。黄绿色或紫红色，四棱间有细纵纹，有短毛，断面中空。叶对生，叶片多已脱落，仅见细长叶柄，完整叶片浸软展平为肾形或心形，先端圆钝，基部心形，边缘有圆齿，上面绿黑色，下面淡绿色，两面脉上有短柔毛。质脆易碎。气微香，味淡。

⊙【炮制及饮片】

除去杂质，洗净，切段，干燥。

⊙【性味功能】

味辛、微甘，性寒。有清热解毒，利尿通淋，散瘀消肿的功能。

⊙【主治用法】

用于黄疸型肝炎，腮腺炎，胆囊炎，尿路结石，肝胆结石，疳积，淋症，多发性脓疡，疮疡肿毒，跌打损伤。用量15~60g。

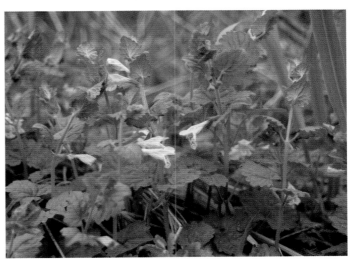

活血丹花株 Glechoma longituba

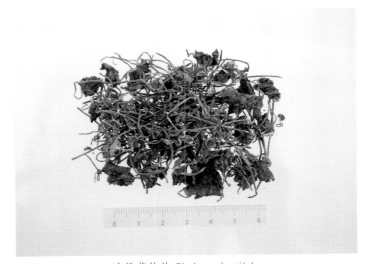

连钱草饮片 Glechoma longituba

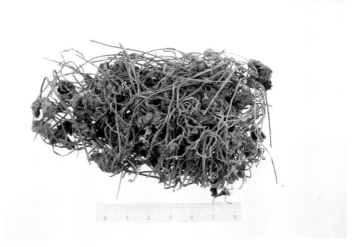

连钱草药材 Glechoma longituba

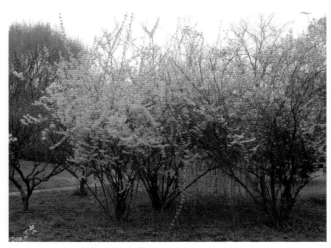

连翘生境 *Forsythia suspense*

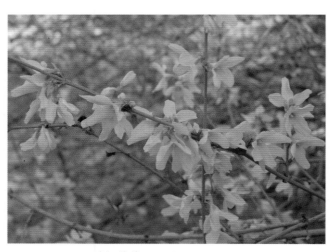

连翘花枝 *Forsythia suspense*

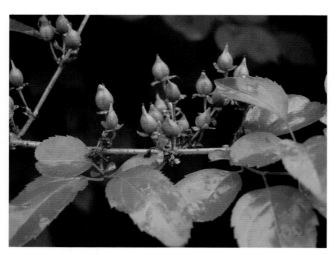

连翘果枝 *Forsythia suspense*

连翘

连翘 Lianqiao

⊙【来源】

连翘为木犀科(Oleaceae)植物连翘的干燥果实。

⊙【原植物】

连翘 *Forsythia suspense* (Thunb.) Vahl

别名：空壳，黄花条，落翘。

落叶灌木，高2～3m。茎丛生，枝条细长，展开或下垂。小枝稍四棱形，节间中空，节部有髓。单叶或3裂至三出复叶；叶卵形或宽卵形，长5～10cm，宽2～5cm，先端锐尖，基部阔楔形或圆形，叶缘除基部外有不整齐锯齿。花先叶开放，单生或2至6花簇生于叶腋。花萼基部合生成管状，4深裂，裂片边缘有睫毛；花冠金黄色，直径约3cm，4裂片，卵圆形，花冠管内有橘红色条纹；雄蕊2，着生于花冠基部，花丝极短；子房卵圆形，花柱细长，柱头2裂。蒴果狭卵形或卵状长椭圆形，稍扁，木质，散生瘤点，2室，长约2cm，先端尖，熟时顶端2裂。种子多数，狭椭圆形，棕色扁平，一侧有薄翅。花期3～5月。果期7～8月。

⊙【生境分布】

生于山野，荒坡，多有栽培。分布于辽宁、河北、河南、山西、山东、江苏、湖北、陕西、甘肃、云南等省区。

⊙【采收加工】

秋季果实初熟尚带绿色时采收，除去杂质，蒸熟，晒干，习称"青翘"；果实熟透时采收，晒干，除去杂质，习称"老翘"。

⊙【药材性状】

果实长卵形或卵形，稍扁，长1.5～2.5cm，直径0.5～1.3cm。有不规则纵皱纹及多数凸起小斑点，两面各有1条纵沟，顶端锐尖，基部有残留小果梗痕。"青翘"多不开裂，绿

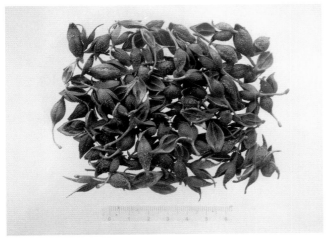
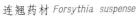

连翘药材 Forsythia suspense

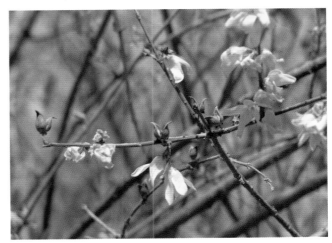

秦连翘花枝 Forsythia giraldiana

褐色，凸起小斑点较小，质硬，种子多数，黄绿色，一侧有翅。"老翘"；自顶部开裂或裂成两瓣，黄棕色或红棕色，内面多浅黄棕色，有纵隔；质脆；种子棕色，脱落。气微香，味苦。

◉【性味功能】

味苦，性微寒。有清热解毒，散结消肿的功能。

◉【主治用法】

用于风热感冒，温病初起，咽喉肿痛，斑疹，丹毒，痈结肿毒，淋巴结结核，高烧烦渴，神昏发斑，瘰疬，尿路感染等症。用量6～15g。

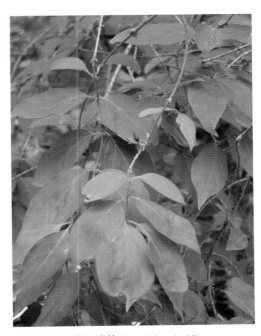

秦连翘果枝 Forsythia giraldiana

混 伪 品

同属金钟花为常见庭园观赏植物,秦连翘果实在少数地区混充连翘入药,它们与植物连翘主要区别见如下检索表:

1.枝条空心；萼裂片长(5～)6～7mm；果柄长7～20mm……………连翘 Forsythia suspense

1.枝条具片状髓；萼裂片长少于5 mm；果柄长少于7 mm

2.叶缘具锯齿…………金钟花 Forsythia viridissima

2.叶缘全缘或偶有小齿………秦连翘 Forsythia giraldiana

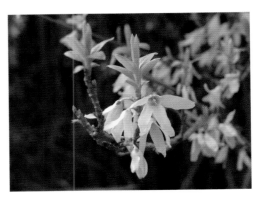

金钟花 Forsythia viridissima

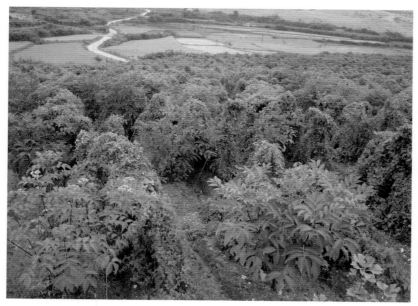

石虎种植园 Evodia rutaecarpa var. officinalis

吴茱萸

吴茱萸 Wuzhuyu

【来源】

吴茱萸为芸香科（Rutaceae）植物吴茱萸、石虎或疏毛吴茱萸的干燥近成熟果实。

⊙【原植物】

1. 吴茱萸 *Evodia rutaecarpa* (Juss.) Benth. 别名：吴萸，曲药子，气辣子。

常绿灌木或小乔木，高3~10m。树皮灰褐色；幼枝、叶轴及花序轴生锈色绒毛，小枝紫褐色。单数羽状复叶对生，小叶5~9片，椭圆形或卵形，长5.5~15cm，宽3~7cm，先端短尖或渐尖，基部楔形或宽楔形，全缘或有不明显钝锯齿，两面有淡黄褐色长柔毛及粗大透明油点。花单性异株，聚伞状圆锥花序顶生；花轴粗壮，密生黄褐色长柔毛，花轴基部有叶片状对生苞片2；萼片5，广卵形；花瓣5，黄白色；雄花有雄蕊5，花丝粗短，有毛；退化子房先端4~5裂；雌花密集成簇，花瓣较雄花瓣大，退化雄蕊鳞片状；子房上位，长圆形，心

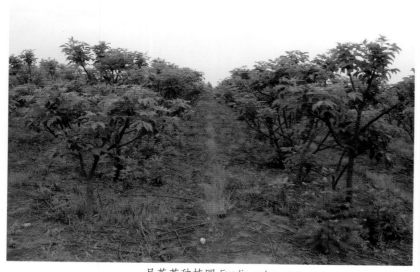

吴茱萸种植园 Evodia rutaecarpa

石虎果枝
Evodia rutaecarpa var. *officinalis*

石虎花枝
Evodia rutaecarpa var. *officinalis*

疏毛吴茱萸
Evodia rutaecarpavar. bodinieri

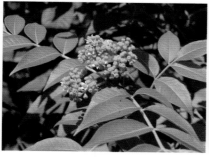

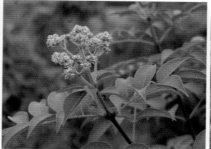

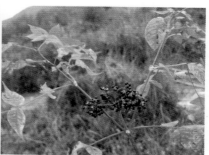

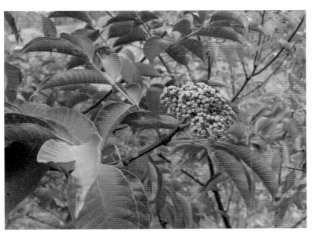

吴茱萸果枝 *Evodia rutaecarpa*

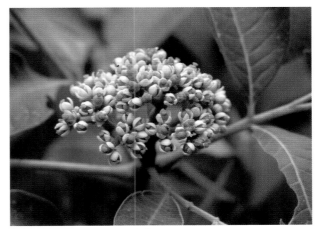

吴茱萸花枝 *Evodia rutaecarpa*

皮 5，有油腺点，柱头 4~5 浅裂。成熟果序密集成团，蒴果扁球形，成熟时裂开 5 果瓣，菁葖果状，紫红色，有油腺点。种子 1，黑色，卵圆形，有光泽。花期 6~8 月。果期 9~11 月。

2. 石虎 *Evodia rutaecarpa* (Juss.) Benth. var. *officinalis* (Dode) Huang

本种与吴茱萸极相似。区别点为本种具有特殊的刺激性气味。小叶 3~11，厚纸质，叶片较狭，长圆形至狭披针形，先端渐尖或长渐尖，各小叶片相距较疏远，侧脉较明显，全缘，两面密被长柔毛，脉上最密。花序轴常被淡黄色或无色的长柔毛。雌花彼此疏离，结果时也彼此疏离。种子带蓝黑色。花期 7~8 月，果期 9~10 月。

3. 疏毛吴茱萸 *Evodia rutaecarpa* (Juss.) Benth. var. *bodinieri* (Dode) Huang

与石虎相似。小枝被黄锈色或丝光质的疏长毛。叶轴被长柔毛，小叶 5~11，小叶薄纸质，长 13~18cm，叶形变化较大，长圆形、披针形、卵状披针形至倒卵状披针形，表面中脉略被疏短毛，背面脉上被短柔毛，侧脉清晰。雌花彼此疏离，结果时也彼此疏离。花期 7~8 月，果期 9~10 月。

⊙ 【生境分布】

吴茱萸生于山地、疏林下或林缘处，分布于陕西、甘肃及长江以南各地区。石虎生于村边路旁、山坡草地丛中，分布于江西、湖南、广东、广西及贵州等省区。疏毛吴茱萸生于村边路旁、山坡草地丛中，分布于

制吴茱萸（吴茱萸 *Evodia rutaecarpa* ）

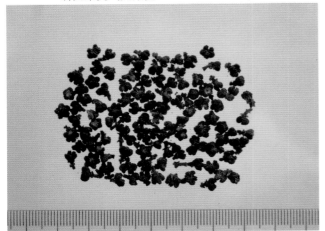

吴茱萸 *Evodia rutaecarpa*

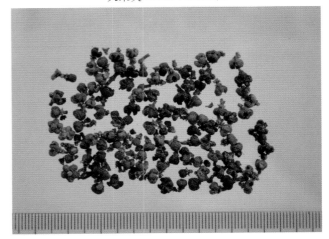

江西、湖南、广东、广西及贵州等省区。

⊙ 【采收加工】

8～11月果实未裂时,剪下果枝,晒干或微火炕干,除去杂质。

⊙ 【药材性状】

吴茱萸球形或略呈五角状扁球形,直径 2～5mm。暗黄绿色至褐色,粗糙,有多数点状突起或凹下的油点。顶端有五角星状的裂隙,基部残留被有黄色茸毛的果梗。质硬而脆,横切面可见子房5室,每室有淡黄色种子1粒。气芳香浓郁,味辛辣而苦。

⊙ 【炮制及饮片】

吴茱萸:除去杂质。

制吴茱萸:取甘草捣碎,加适量水,煎汤,去渣,加入净吴茱萸,闷润吸尽后,炒至微干,取出,晒干。每100kg 吴茱萸,用甘草6kg。

⊙ 【性味功能】

味辛、苦,性热,有小毒。有温中散寒,疏肝止痛的功能。

⊙ 【主治用法】

用于脘腹冷痛,呃逆吞酸,厥阴头痛,经行腹痛,呕吐腹泻,疝痛,痛经。外治口疮。用量1.5～4.5g;外用适量,研末醋调敷脚心。阴虚火旺者忌服。

混 伪 品

同属植物臭辣树果实在少数地区混充吴茱萸入药,主要区别见如下检索表:

1. 灌木或小乔木

2. 雌花密集成簇,成熟果序密集成团……………………………………吴茱萸 Evodia rutaecarpa

2. 雌花彼此疏离,结果时也彼此疏离

3. 小叶薄纸质,宽13-18cm,油点多且大……………………疏毛吴茱萸 Evodia rutaecarpa var.bodinieri

3. 小叶厚纸质,宽稀达10cm,油点疏少……………………石虎 Evodia rutaecarpa var.officinalis

1. 乔木;小叶片无腺点,上面常无毛……………………………臭辣树 Evodia fargesii

臭辣树花枝 Evodia fargesii

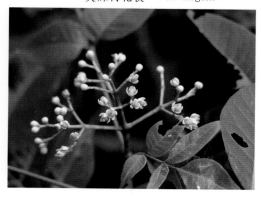

臭辣树果枝 Evodia fargesii

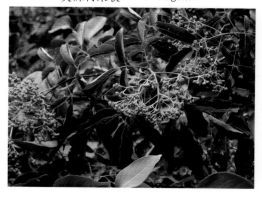

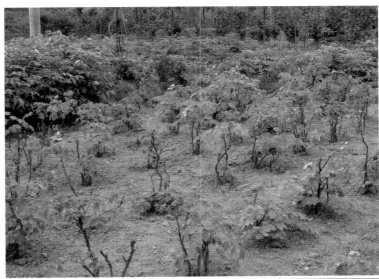

牡丹种植园 *Paeonia suffruticosa*

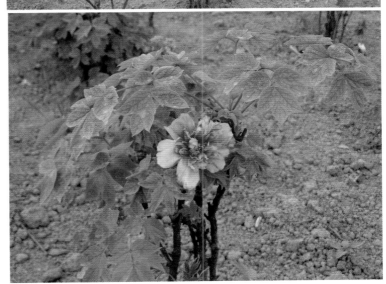

牡丹花株 *Paeonia suffruticosa*

牡丹皮

牡丹皮 Mudanpi

⊙【来源】

牡丹皮为毛茛科（Ranunculaceae）植物牡丹的干燥根皮。

⊙【原植物】

牡丹 *Paeonia suffruticosa* Andr. 别名：丹皮、凤丹。

落叶小灌木，高1~2m。根皮厚，灰褐色或紫棕色。树皮黑灰色。枝短粗。叶互生；叶柄长6~10cm；叶为2回三出复叶；小叶卵形或广卵形，顶生小叶宽卵形，常3裂，侧生小叶2浅裂或不裂，近无柄，上面绿色，下面带白粉，沿叶脉有白色短柔毛或近无毛。花单生于枝端，直径10~20cm；苞片5，长椭圆形；萼片5，宽卵形，大小不等；花瓣5，栽培者多为重瓣，通常倒卵形，长5~8cm，宽4.5~6cm，先端有凹缺。品种不同而有白色、紫红色、粉红色、黄色等多种颜色。雄蕊多数，花丝红色，花盘怀状，

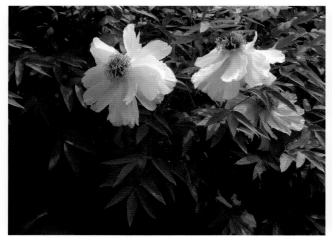

凤丹花株 Paeonia ostii

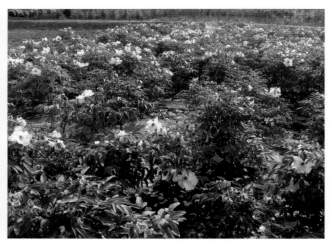

凤丹种植园 Paeonia·ostii

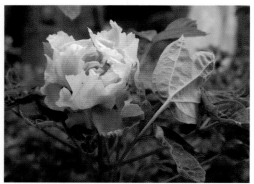

矮牡丹花枝 Paeonia jishanensis

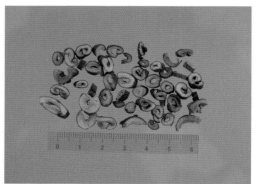

牡丹皮饮片 Paeonia suffruticosa

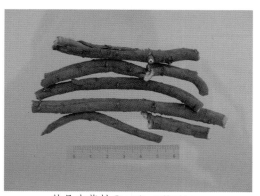

牡丹皮药材 Paeonia suffruticosa

紫红色；心皮2~5，密生短毛，柱头叶状。菁葖果2~5个，长卵圆形，密生褐色硬毛。花期5月。果期6月。

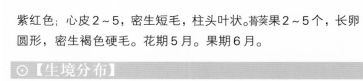

⊙【生境分布】

生于向阳山坡及土壤肥沃处。山东、安徽、陕西、甘肃、四川、贵州、湖北、湖南等省有大量栽培。

⊙【采收加工】

秋季采挖根部，除去细根，剥取根皮，晒干。

⊙【药材性状】

根皮圆筒状、半筒状或破碎块状，有纵剖裂缝，两边稍向内卷曲或张开，长5~20cm，直径0.5~1.4cm，厚0.2~0.4cm。外面灰褐色或黄褐色，有皮孔及细根痕，栓皮脱落处粉红色；内面淡灰黄色或浅棕色，有细条纹。质硬脆，易折断，断面较平坦，粉性，淡红色，有发亮结晶。气芳香，味微苦而涩。以条粗、肉质、断面色白、粉性足，香气浓、亮星多者为佳。

⊙【炮制及饮片】

迅速洗净，润后切薄片，晒干。

⊙【性味功能】

味苦、辛，性微寒。有清热凉血，活血散瘀，通经止痛的功能。

⊙【主治用法】

用于温毒发斑，吐血衄血，夜热早凉，无汗骨蒸，经闭痛经，头痛，烦热，气血凝滞，痈肿疮毒，跌打损伤，产后恶血，急性阑尾炎，高血压病，神经性皮炎，过敏性鼻炎等症。用量6~12g，孕妇慎用。

混伪品

　　同属植物凤丹与牡丹同为市场牡丹皮的主流基源植物，矮牡丹、卵叶牡丹、紫斑牡丹及滇牡丹的根皮在少数地区混充牡丹皮入药，它们与植物牡丹主要区别见如下检索表：

　　1. 花单朵顶生，上举；花盘革质，全包或半包心皮。

　　2. 叶为二回三出复叶：小叶常9枚。

　　3. 小叶长卵形、卵形或近圆形，多分裂，绿色；花瓣基部无斑块。

　　4. 小叶长卵形或卵形，顶生小叶3深裂，并另有1至几个小裂片，侧生小叶2～3裂，个别小叶不裂；裂片先端急尖：叶下面无毛···牡丹 Paeonia suffruticosa

　　4. 小叶卵圆形至圆形，全部小叶3深裂，裂片再分裂，裂片先端急尖至圆钝；叶下面脉上被绒毛···矮牡丹 Paeonia jishanensis

　　3. 小叶卵形或卵圆形，多不裂，上面常带红色；花瓣基部有红色斑块·················卵叶牡丹 Paeonia qiui

　　2. 最发育的叶为羽状复叶：小叶多于9，长卵形至披针形，多数不裂，较少卵形，多数分裂。

　　5. 叶为二回羽状复叶：小叶不超过15，卵形或卵状披针形、多全缘；花瓣纯白色，无紫斑················凤丹 Paeonia ostii

　　5. 叶为三回(少二回)羽状复叶：小叶(17)19～33，披针形或卵状披针形，多不裂或卵形至卵圆形，多数分裂···紫斑牡丹 Paeonia rockii

　　1. 花常2或3朵顶生兼腋生，多少下垂；花盘肉质，仅包心皮基部；心皮常2～5(～7)··········滇牡丹 Paeonia delavayi

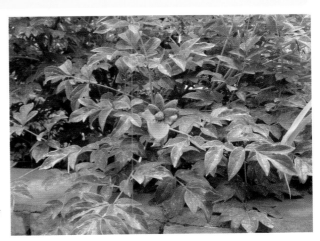

紫斑牡丹 Paeonia rockii

滇牡丹 Paeonia delavayi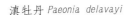

卵叶牡丹 Paeonia qiui

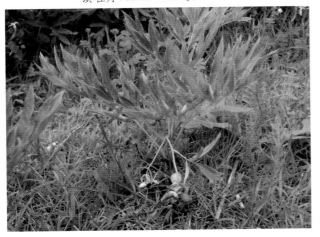

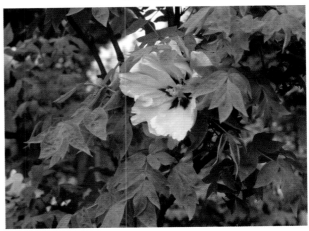

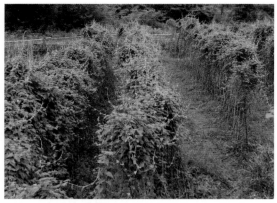

何首乌种植园 Polygonum multiflorum

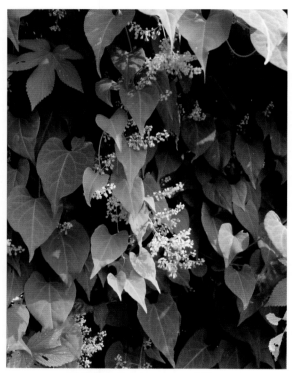

何首乌花枝 Polygonum multiflorum

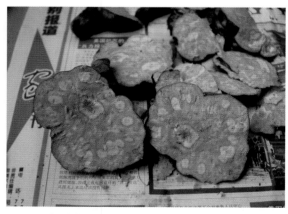

何首乌鲜块根切面 Polygonum multiflorum

何首乌；制何首乌

何首乌 Heshouwu；制何首乌 Zhiheshouwu

⊙【来源】

何首乌为蓼科(Polygonaceae)植物何首乌的干燥块根。制何首乌为其炮制加工品。

⊙【原植物】

何首乌 Polygonum multiflorum Thunb. 别名：首乌，田猪头。

多年生缠绕草本。根细长，先端膨大成肥大的块根，红褐色至暗褐色。茎缠绕，基部稍木质化，中空，上部多分枝，枝草质。叶互生，有长柄；托叶鞘膜质，长4~7mm，褐色，抱茎，顶端易破碎；叶狭卵形或心形，长4~9cm，宽2.5~5cm，先端渐尖，基部心形或耳状箭形，全缘或微波状。花小，多数，密集成圆锥花序，基部膜质小苞片卵状披针形，内生小花2~4朵或更多；花绿白色或白色，花被片5，外侧3片背部有翅；雄蕊8，不等长；子房卵状三角形，柱头3裂。瘦果椭圆形，有三棱，黑色而光亮，包于宿存增大翅状花被内，倒卵形，下垂，直径5~6mm。花期8~9月。果期9~11月。

⊙【生境分布】

生于山坡石缝中、篱边、林下，山脚阳处或灌丛中。分布于河北、河南、山东以及长江以南各省。

⊙【采收加工】

立秋后采挖，洗净，切去两端，大块根可对剖开或切成块片，晒干。

⊙【药材性状】

块根纺锤形或团块状，长6~15cm，直径4~12cm。红棕色或红褐色，凹凸不平，有不规则皱缩及纵沟和皮孔及连线条纹，两端各有断痕，露出纤

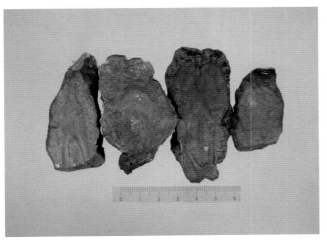

何首乌药材 *Polygonum multiflorum*

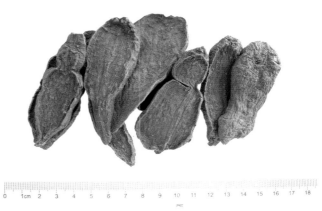

制何首乌 *Polygonum multiflorum*

维状维管束。质坚硬，不易折断，断面浅黄棕色或浅红棕色，粉性，皮部有近圆形异型维管束环列，形成"云锦花纹"，中央木部较大或呈木心。气微，味微苦而甘涩。

⊙【炮制及饮片】

何首乌：除去杂质，洗净，稍浸，润透，切厚片或块，干燥。

制何首乌：取首乌片或块，用黑豆汁拌匀，置非铁质容器内，炖至汁液吸尽并显棕红色。每100kg首乌，用黑豆10kg。

⊙【性味功能】

何首乌：味微苦，性平。有润肠通便，解疮毒的功能。

制何首乌：味甘、涩，性微温。有补肝肾，益精血的功能。

⊙【主治用法】

何首乌：用于瘰疬，疮痈或阴血不足引起的大便秘结。用量：6～12g。

制何首乌：用于阴虚血少，眩晕，失眠，头发早白，腰膝酸软等。用量：6～12g。

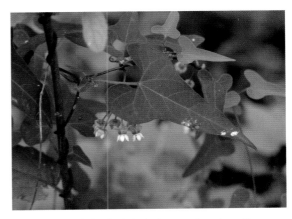

白首乌(戟叶牛皮消 Cynanchum bungei)

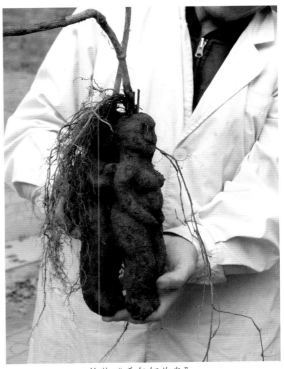

伪装"千年何首乌"

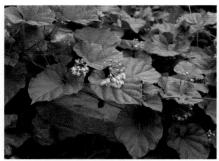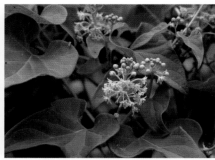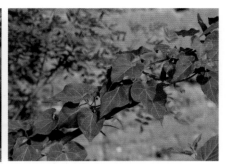

牛皮消(耳叶牛皮消 Cynanchum auriculatum)　　青羊参 Cynanchum otophyllum　　隔山消(隔山牛皮消 Cynanchum wilfordii)

混伪品

一、少数不法商贩为获取高额利润，将薯蓣 Dioscorea sp.种植于特制模型中，根茎生长受限形成"人体"形，号称"千年何首乌"高价出售。

二、同科植物木藤蓼 Polygonum aubertii、翼蓼 Pteroxygonum giraldii 形状与何首乌相近，且均具硕大块根，常被混淆采集使用。

三、萝藦科多种植物的块根作白首乌入药应用，如牛皮消（耳叶牛皮消）Cynanchum auriculatum、白首乌 Cynanchum bungei、隔山消（隔山牛皮消）Cynanchum wilfordii 等。

以上多种植物的检索表：

1. 瘦果；植株无白色乳汁
2. 瘦果具翅···翼蓼 Pteroxygonum giraldii
2. 瘦果无翅
3. 多年生缠绕草本；叶单生·······························何首乌 Polygonum multiflorum
3. 半灌木；叶常簇生···木藤蓼 Polygonum aubertii
1. 蓇葖果；植株具白色乳汁
4. 副花冠冠筒或裂片内面具舌状或各式裂片附属物
5. 花序梗较花梗长；叶宽卵形·······························牛皮消 Cynanchum auriculatum
5. 花序梗与花梗等长或稍长；叶戟形·························白首乌 Cynanchum bungei
4. 副花冠冠筒或裂片内面无附属物
6. 副花冠裂片薄肉质，5裂，高不及合蕊冠·················隔山消 Cynanchum wilfordii
6. 副花冠膜质，5~10裂，高于合蕊冠·····················青羊参 Cynanchum otophyllum

木藤蓼 Polygonum aubertii

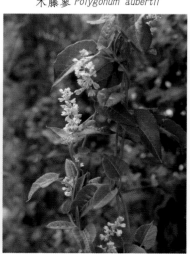

翼蓼 Pteroxygonum giraldii　　　木藤蓼鲜块根切面 Polygonum aubertii

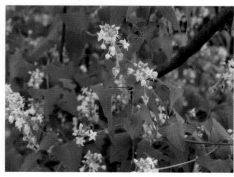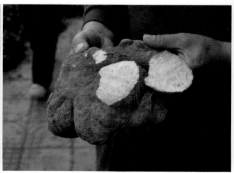

伸筋草

伸筋草 Shenjincao

⊙【来源】

伸筋草为石松科（Lycopodiaceae）植物石松的全草。

⊙【原植物】

石松 *Lycopodium japonicum* Thunb. 别名：筋骨草，过山龙。

多年生草本。主茎下部伏卧，生根，直立茎高15～30cm，营养枝为多回分叉。叶小，多列密生。叶线状钻形，长3～7mm，宽约1mm，顶端芒状，螺旋状排列，全缘或微锯齿。孢子枝从第二或第三年营养枝上生出，高出营养枝。孢子囊穗棒状，长2～5cm，有柄，单生或2～6个着生于孢子枝上部；孢子叶卵状三角形，边缘有不规则锯齿，孢子囊肾形，淡黄褐色，有密网纹及小突起。孢子期6～8月。

⊙【生境分布】

生于疏林及溪边酸性土壤中。分布于吉林、内蒙古、陕西、新疆、河南、山东及长江以南各省区。

⊙【采收加工】

夏、秋季茎叶繁茂时连根拔起，除起泥土、杂质，晒干。

⊙【药材性状】

葡匐茎圆柱形，细长，弯曲，长达2m，直径2～5mm；浅绿色或黄色，质韧，不易折断，断面浅黄色，中央有白色木心。葡匐茎下有多数黄白色不定根，二歧分枝，叶密生，皱缩，弯曲，长3～5mm，宽0.3～0.8mm；黄绿色或灰绿色。枝端时有1直立棒状孢子囊穗。气无，味淡。

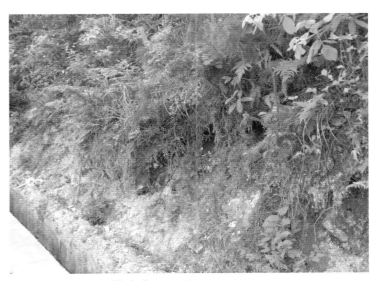

石松生境 *Lycopodium japonicum*

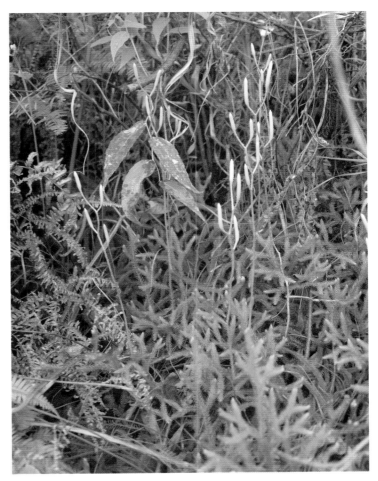

石松 *Lycopodium japonicum*

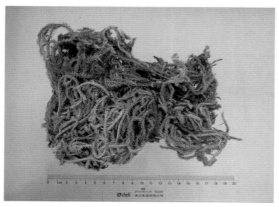

伸筋草 Lycopodium japonicum

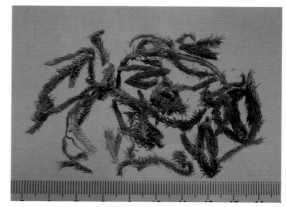

伸筋草饮片 Lycopodium japonicum

⊙【炮制及饮片】

除去杂质，洗净，切段，干燥。

⊙【性味功能】

味微苦、辛，性温。有祛风寒，除湿消肿，舒筋活络的功能。

⊙【主治用法】

用于风寒湿痹，关节酸痛，皮肤麻木，四肢软弱，水肿，跌打损伤。用量3～12g。外用适量，捣敷患处。

混伪品

　　石松科植物灯笼草 Palhinhaea cernua 的干燥全草在我国南部有被混用。

　　该植物主茎直立（基部有次生匍匐茎），高30～50(100)cm，上部多分枝，小枝细弱，有时顶端呈弯钩形。叶螺旋状排列，线状钻形，长2～4mm，宽0.2～0.3mm，顶端芒刺状，全缘，通常向上弯曲。孢子囊穗小，单生于小枝顶端，无柄，长圆形或圆柱形，长8～20mm，成熟时下指；孢子叶覆瓦状排列，阔卵圆形，顶端急狭，长渐尖头，边缘流苏状，顶端芒刺状。孢子囊近圆形。孢子钝三角形至三角状圆形，表面有不规则的拟网状饰纹，由弯曲小条形成，不甚明显。

灯笼草生境 Palhinhaea cernua

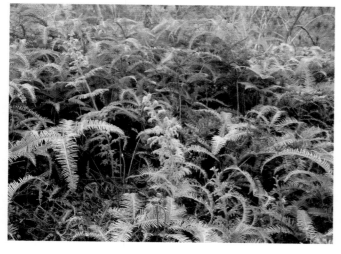

灯笼草 Palhinhaea cernua

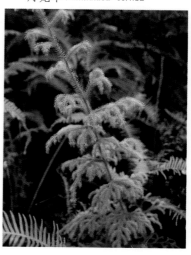

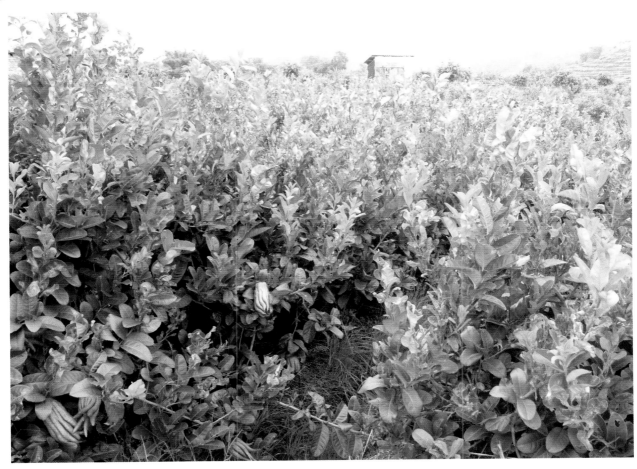

佛手果园 *Citrus medica* var. *sarcodactylis*

佛手

佛手 Foshou

⊙【来源】

佛手为芸香科 (Rutaceae) 植物佛手的干燥果实。

⊙【原植物】

佛手 *Citrus medica* L. var. *sarcodactylis* Swingle　别名：佛手柑、手柑、五指柑。

常绿小乔木或灌木，高3~4m。老枝灰绿色，幼枝微带紫红色，有短硬刺。叶互生，革质，有透明油点；叶柄短，无翅，顶端无关节；叶长椭圆形或倒卵状长圆形，长5~16cm，宽2.5~7cm，先端钝或有时凹缺，基部近圆形或楔形，叶缘有浅波状钝锯齿。花单生，簇生或为短总状花序；花萼杯状，5浅裂，裂片三角形；花瓣5，内面白色，外面紫色；雄蕊多数；子房椭圆形，上部狭尖。柑果卵形、长圆形或矩圆形，长10~25cm，顶端分裂如拳状，或张开如指状，故称"佛手"，表面橙黄色，粗糙，果肉淡黄色。种子7~8粒，卵形，先端尖，有时不完全发育。花期4~5月。果熟期10~12月。

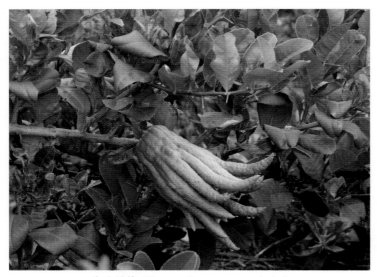

佛手果枝 *Citrus medica* var. *sarcodactylis*

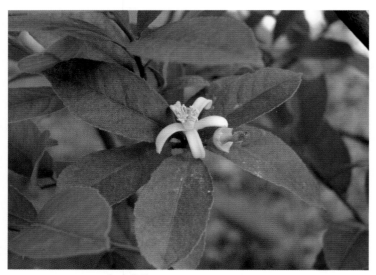

佛手花枝 *Citrus medica* var. *sarcodactylis*

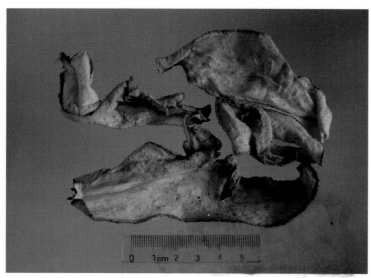

佛手 *Citrus medica* var. *sarcodactylis*

⊙【生境分布】

　　生于热带、亚热带、阳光充足的砂质壤土，或栽培于庭园或果园，分布于安徽、浙江、江西、福建、台湾、广东、广西、云南、四川等省区。

⊙【采收加工】

　　秋季果实尚未变黄或变黄时采收，纵切成薄片，晒干或低温干燥。

⊙【药材性状】

　　佛手片为椭圆形或卵圆形的薄片，大小不一，常皱缩或卷曲。顶端稍宽，常有3～5个手指状的裂瓣，基部略窄，有的可见果梗痕。外皮黄绿色或橙黄色，有皱纹及油点。果肉浅黄白色，散有凹凸不平的线状或点状维管束。质硬而脆，受潮后柔韧。气香，味微甜后苦。

⊙【性味功能】

　　味辛、苦、酸，性温。有舒肝和胃，行气止痛，消食化痰的功能。

⊙【主治用法】

　　用于胸闷气滞，胸胁胀痛，食欲不振，胃脘疼痛，呕吐，痰饮咳喘等症。用量3～9g。

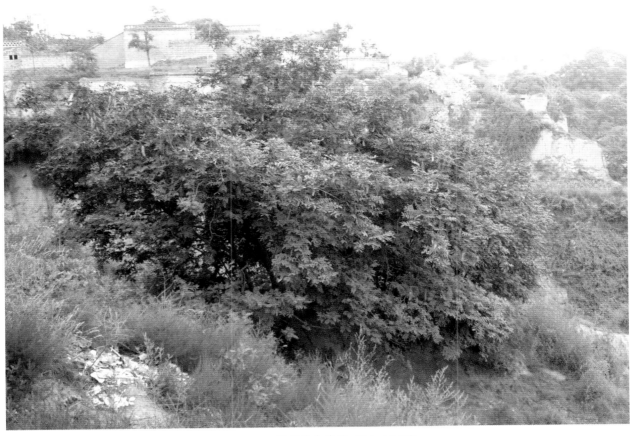

皂荚的生境 *Gleditsia sinensis*

皂角刺

皂角刺　Zaojiaoci

⊙【来源】

皂角刺为豆科(Leguminocae)植物皂荚的棘刺。

⊙【原植物】

皂荚 *Gleditsia sinensis* Lam.　别名：皂角、天丁。

落叶乔木，高达15m。树干有坚硬的棘刺，常分枝。偶数羽状复叶，近革质；小叶3～8对，对生或互生，有短柄；小叶片长卵状或卵形，长3～8cm，宽1～4cm，先端钝，顶有细尖，基部宽楔形或近圆形，稍偏斜，边缘有小波状细锯齿，两面均有短柔毛，下面网脉明显。总状花序顶生或腋生，花杂性；花梗长3～10mm，被短柔毛；花萼钟状，先端4裂；花瓣4，椭圆形；雄蕊6～8，其中3～4枚较长；子房扁平，有短柄，胚株多数。荚果长条状，长12～25cm，宽2～3.5cm，紫黑色，质坚硬，有光泽，边缘平滑，有

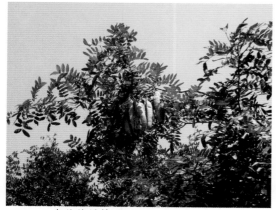

皂荚的果枝 *Gleditsia sinensis*

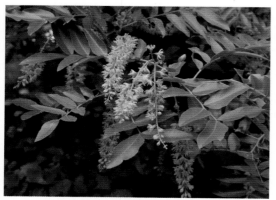

皂荚花枝 *Gleditsia sinensis*

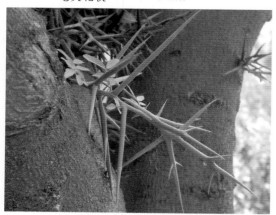

皂荚的棘刺 *Gleditsia sinensis*

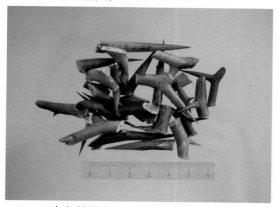

皂角刺饮片 *Gleditsia sinensis*

灰色粉霜。种子10余粒，长椭圆形，长10～20mm，宽约8mm，棕褐色，光滑而有光泽，质坚硬。花期5月。果期10月。

⊙【生境分布】

生于山坡林中、山谷或栽培。分布于华北、华东、中南、西南及陕西、甘肃等省。

⊙【采收加工】

9月至翌年3月，剪下棘刺，晒干或鲜时纵切成片，晒干。

⊙【药材性状】

完整者为主刺及1～2次分枝，全体紫棕色，光滑或有细皱纹，有时带灰白色地衣斑块，扁圆形，长5～18cm，基部粗约8～12mm，末端尖锐；分枝刺螺旋形排列，上有更小的刺，基部内侧呈小阜状隆起。体轻质坚硬，不易折断。商品皂角刺多切成斜薄片，长披针形，长2～6cm，宽3～7mm，厚1～3mm。带有尖细的刺端，切面木部黄白色，中心髓部质松，淡红色。质脆，易折断。无臭，味淡。

⊙【炮制及饮片】

除去杂质；未切片者略泡，润透，切厚片，干燥。

⊙【性味功能】

味辛，性温。有活血消肿，排脓通乳的功能。

⊙【主治用法】

用于痈肿疮毒初起或脓成不溃，乳汁不下，急性扁桃腺炎等。痈肿已溃及孕妇忌用。用量4.5～9g。

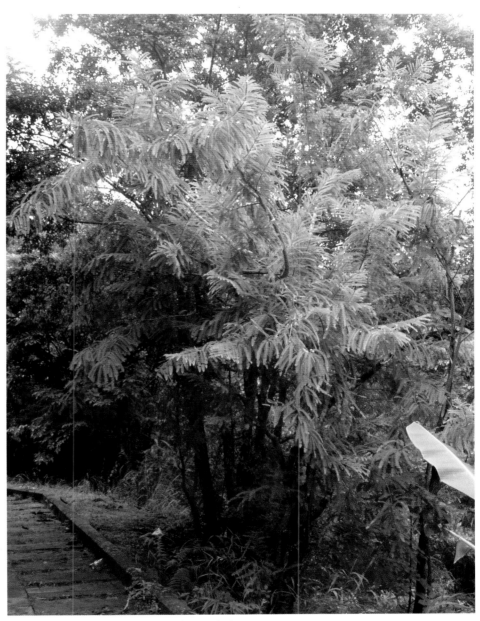

余甘子生境 *Phyllanthus emblica*

余甘子

余甘子 Yuganzi

⊙【来源】

余甘子为大戟科（Euphorbiaceae）植物余甘子的干燥果实。

⊙【原植物】

余甘子 *Phyllanthus emblica* L. 别名：柚柑，滇橄榄，油柑，牛甘子。

落叶灌木或小乔木，高达8m。树皮灰褐色，皮薄易脱落，裸露出红色内皮，小枝细，有锈色短柔毛。单叶互生，几无柄，线状披针形，叶密生，2排，形似羽状复叶；叶长圆形，长1~2cm，宽3~6cm，先

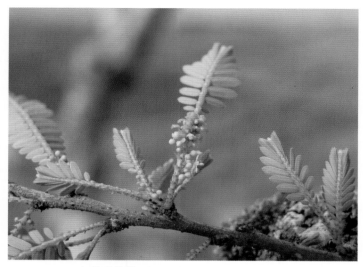

余甘子花枝 *Phyllanthus emblica*

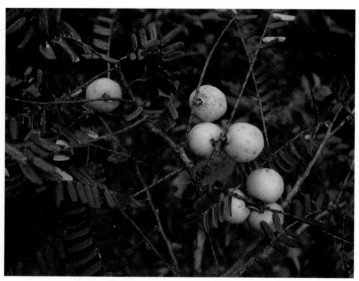

余甘子果枝 *Phyllanthus emblica*

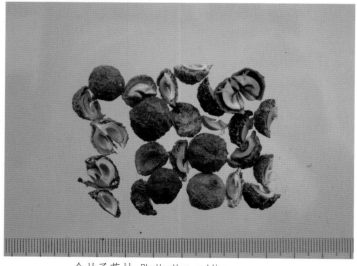

余甘子药材 *Phyllanthus emblica*

端钝，基部圆或偏斜，全缘。花单性，雌雄同株，花小，黄色，3~6朵呈团伞花序，簇生于叶腋，每花簇有1朵雌花和数朵雄花；萼片6，倒卵状长圆形，花盘腺体6，分离，与萼片互生，雄蕊3~5，花丝合生；花盘杯状，边缘撕裂状，包着子房达一半以上，子房3室。蒴果球形或扁圆形，6棱，成熟时淡黄色或紫红色，干后裂成6片。种子6，外种皮褐色，稍3棱形，有3个突起。花期4~5月。果期9~11月。

⊙【生境分布】

生于疏林下、灌木丛中或山坡向阳处。分布于福建、台湾、广东、广西、四川、贵州、云南等省、自治区。

⊙【采收加工】

秋季果熟时采摘，除去杂质，干燥。

⊙【药材性状】

果实球形或扁球形，直径1.2~2cm。棕褐色或墨绿色，有浅黄色颗粒状突起，有皱纹及不明显6棱，果梗长约1mm。中果皮厚1~4mm。内果皮黄白色，硬核样，3室，稍有6棱，背缝线偏上部有数条维管束，干后裂成6瓣。种子6，棕色，腹面有种脐。气微，味酸涩，回甜。

⊙【性味功能】

味甘、酸、涩，性凉。有清热凉血，消食健胃，生津止咳的功能。

⊙【主治用法】

用于血热血瘀，高血压，肝胆病，消化不良，腹痛，咳嗽，喉痛，口干，烦渴，牙痛，维生素丙缺乏症。用量3~9g。多入丸散服。

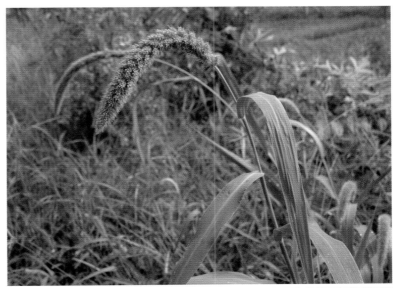

粟 *Setaria italica*

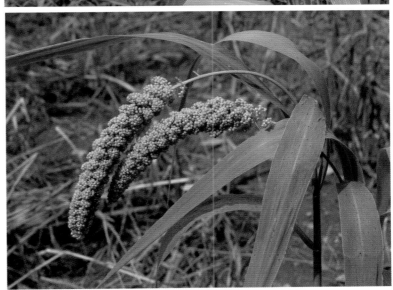

粟的果序 *Setaria italica*

谷芽

谷芽 Guya

⊙【来源】

谷芽为禾本科(Gramineae)植物粟的颖果经发芽加工而得。

⊙【原植物】

粟 *Setaria italica* (L.) Beauv. 别名：粟芽。

一年生草本，高1~1.5m，有时可达2m。秆直立，粗壮，光滑。叶片披针形或条状披针形，长10~30cm，宽1~3cm，先端渐尖，基部近圆形，边缘粗糙，近基部处较平滑，上面粗糙，下面光滑；叶鞘除鞘口外光滑无毛；叶舌长1.5~5mm，具纤毛。顶生柱状圆锥花序长10~40cm，直径2~3cm，小穗长约3mm，簇生于缩短的分枝上，基部有刚毛状小枝1~3条，成熟时自颖与第一外稃分离而脱落；第一颖长为小穗的1/2~1/3；第二颖略短于小穗；第二外稃有细点状皱纹。花期6~8月。果期9~10月。

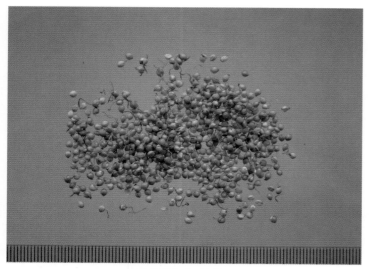

谷芽 *Setaria italica*

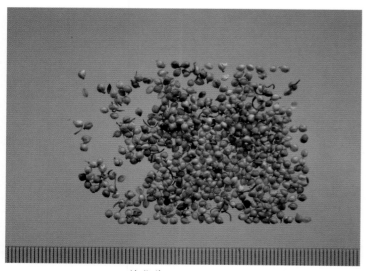

炒谷芽 *Setaria italica*

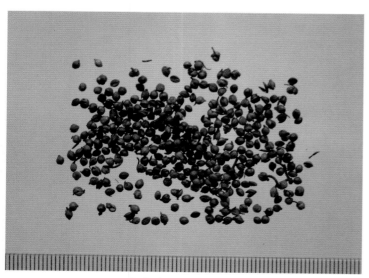

焦谷芽 *Setaria italica*

⊙【生境分布】

我国北方地区广为栽培。

⊙【采收加工】

于次年春加工,用水将粟谷浸泡后,置于能排水的容器中,盖好,每日淋水1～2次,待须根长到3～5mm长时,取出,晒干。

⊙【药材性状】

谷芽细小球形,直径1～2mm,表面淡黄色,为壳状的外稃与内稃包围,多数已裂出,露出初生根,长3～5mm。去外壳后的种子红黄白色、基部有黄褐色的胚,质坚,断面粉质。气无,味甘。

⊙【炮制及饮片】

谷芽:除去杂质。

炒谷芽:取净谷芽,置热锅中,用文火炒至深黄色时,取出,放凉。

焦谷芽:取净谷芽,置热锅中,用中火炒至表面焦褐色时,取出放凉。

⊙【性味功能】

味甘,性温。有健胃、消食的功能。

⊙【主治用法】

用于积食不化,消化不良,胸闷腹胀,妊娠呕吐等症。用量9～15g。

宽约4mm，每棱槽内有油管3~4，合生面4。花期7~8月，果期8~9月。

⊙【生境分布】

生于海拔2000~4200m的林缘、灌丛下、沟谷草丛中。分布于陕西、甘肃、青海、四川、云南、西藏等省区。

⊙【采收加工】

春、秋两季均可采挖，以秋季质量好。采挖根茎及根后，除去泥土及须根，晒干。

⊙【药材性状】

羌活：为圆柱状略弯曲的根茎，长4~13cm，直径0.6~2.5cm。顶端具茎痕。表面棕褐色至黑褐色，外皮脱落处呈黄色。节间缩短，呈紧密隆起的环状，形似蚕习称"蚕羌"；节间延长，形如竹节状，习称"竹节羌"。节上有多数点状或瘤状突起的根痕及棕色破碎鳞片。体轻，质脆，易折断。断面不平整，有多数裂隙，皮部黄棕色至暗棕色，油润，有棕色油点，木部黄白色，射线明显，髓部黄色至黄棕色。气香，味微苦而辛。

宽叶羌活：为根茎及根。根茎类圆柱形，顶端具茎及叶鞘残基，根类圆锥形，有纵皱纹及皮孔；表面棕褐色，近根茎处有较密的环纹，长8~15cm，直径1~3cm，习称"条羌"。有的根茎粗大，不规则结节状，顶部具数个茎基，根较细，习称"大头羌"。质松脆，易折断。断面略平坦，皮部浅棕色，木部黄白色。气味较淡。

⊙【炮制及饮片】

除去杂质，洗净，润透，切厚片，晒干。

⊙【性味功能】

味辛、苦，性温。有解表散寒，除湿止痛的功能。

⊙【主治用法】

用于风寒感冒头痛，风湿痹痛，肩背酸痛。用量3~9g。

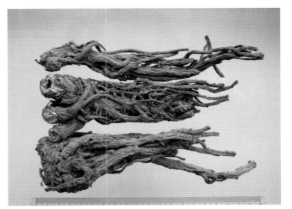
羌活药材（宽叶羌活 Notopterygium forbesii）

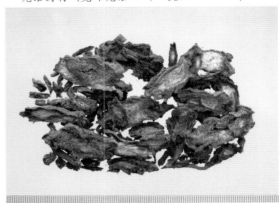
羌活饮片（宽叶羌活 Notopterygium forbesii）

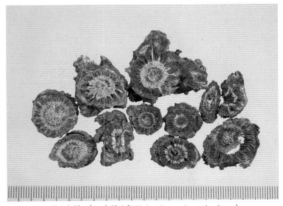
羌活饮片（羌活 Notopterygium incisum）

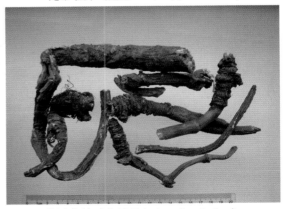
羌活药材（羌活 Notopterygium incisum）

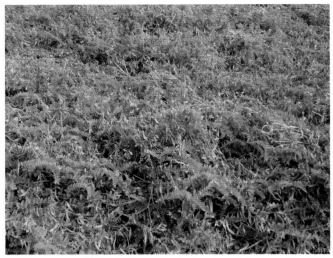

扁茎黄芪种植园 Astragalus complanatus

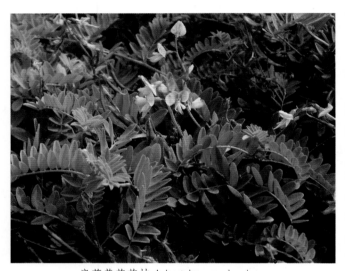

扁茎黄芪花枝 Astragalus complanatus

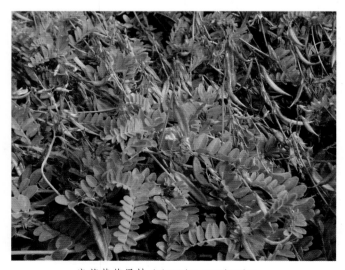

扁茎黄芪果枝 Astragalus complanatus

沙苑子

沙苑子 Shayuanzi

⊙【来源】

沙苑子为豆科（Leguminosae）植物扁茎黄芪的种子。

⊙【原植物】

扁茎黄芪 Astragalus complanatus R. Br. ex Bunge. 别名：蔓黄芪。

多年生草本，高30～100cm。根粗壮，暗褐色，全体疏生柔毛。茎稍扁，多分枝，基部倾斜。羽状复叶互生；叶柄短；托叶小，狭披针形；小叶9～21，椭圆形，长0.7～2cm，宽3～8mm，先端钝或微缺，有小尖，基部圆形，全缘。总状花序腋生，有花3～9朵；花萼钟状，萼齿5，披针形，与萼筒等长，萼下有线形小苞片2；花冠蝶形，旗瓣近圆形，先端凹，基部有短爪，翼瓣稍短，龙骨瓣与旗瓣等长；雄蕊10，9枚合生，1枚分离；雄蕊较雌蕊短；子房上位，密生白色柔毛；花柱无毛，柱头有髯毛。荚果纺锤形，稍膨胀，长2.5～3.5cm，先端有喙，背腹稍扁，疏生短毛。种子20～30粒，圆肾形。花期8～9月。果期9～10月。

⊙【生境分布】

生于路边潮湿地、阳坡或灌丛中，分布于东北、华北及陕西、宁夏、甘肃等省区。

⊙【采收加工】

秋末冬初果实成熟尚未开裂时，连茎

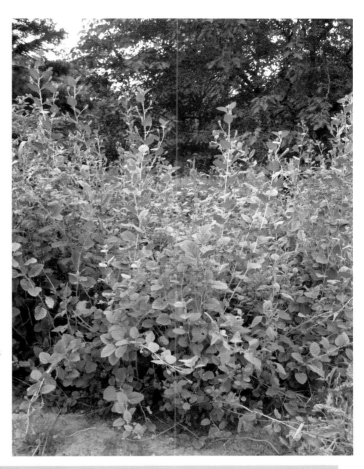

补骨脂生境 *Psoralea corylifolia*

补骨脂

补骨脂 Buguzhi

⊙ 【来源】

补骨脂为豆科（Leguminosae）植物补骨脂的果实。

⊙ 【原植物】

补骨脂 *Psoralea corylifolia* L. 别名：破故纸，怀故子，川故子。

一年生草本，高 50～150cm。全株生白色柔毛及黑棕色腺点。茎直立，有纵棱，枝坚硬。叶互生，枝端有侧生小叶 1 片；叶柄长 2～4cm，小叶柄长 2～3mm，被白色绒毛；托叶成对，三角状披针形，膜质；叶宽卵形或三角状卵形，长 4～11cmm，宽 3～8cm，先端圆钝，基部微心形、斜心形或截形，边缘有疏粗齿，两面有黑色腺点。总状花序密集成穗状，腋生；花序长 2～4cm；花梗短，花萼淡黄褐色，有多数棕褐色腺点，基部合生成钟状，萼齿 5，中央 1 萼片较长大；花冠蝶形，淡紫色或黄色，旗瓣倒卵形，翼瓣阔线形，龙骨瓣长圆形，先端钝；雄蕊 10，连成 1 束，较花瓣短；子房上位，倒卵形或线形，花柱丝状。荚果椭圆状肾形，熟后黑色，不开裂，有宿萼。种子 1，与果皮相粘，扁圆形，棕黑色。花期 7～8 月。果期 9～10 月。

⊙ 【生境分布】

生于山坡、溪边或田边草丛中，各地多有栽培。分布于河北、山西、甘肃、安徽、江西、河南、广东、广西、贵州等省区。

⊙ 【采收加工】

秋季果实成熟时，采收果序，晒干，打下果实，除去杂质。

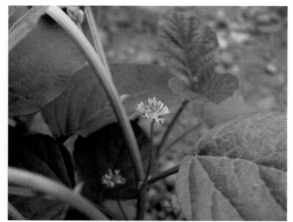

补骨脂花枝 Psoralea corylifolia

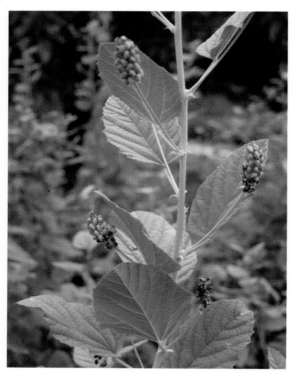

补骨脂果枝 Psoralea corylifolia

⊙【药材性状】

　　果实扁圆状肾形，少数有宿萼。有怀补骨脂及川补骨脂之分，川补骨脂稍小，黑棕色或棕褐色，有细网纹。质较硬脆，剖开后可见果皮与外种皮紧密贴生，厚不及0.5mm，种脐小点状，种脊不明显。外种皮质较硬，内种皮膜质，灰白色，无胚乳；子叶2，肥厚，淡黄色至淡黄棕色。宿萼基部连合，5裂，灰黄色，有毛茸及褐色腺点。气芳香特异，味苦微辛。

⊙【炮制及饮片】

　　补骨脂：除去杂质。
　　盐补骨脂：取净补骨脂，加盐水拌匀，闷透，置锅内，以文火加热，炒至微鼓起时，取出，放凉。每100kg净补骨脂，用食盐2kg。

⊙【性味功能】

　　味辛、苦，性温。有补阳，固精，缩尿，止泻的功能。

⊙【主治用法】

　　用于腰膝冷痛，阳痿滑精，遗尿，尿频，五更泻，虚寒喘咳，神经衰弱；外用于白癜风，斑秃，鸡眼，牛皮癣等症。用量6～9g；外用20%～30%酊剂涂患处。

补骨脂 Psoralea corylifolia

盐补骨脂 Psoralea corylifolia

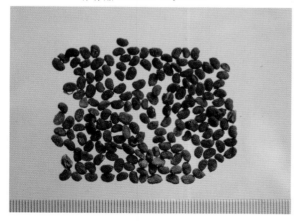

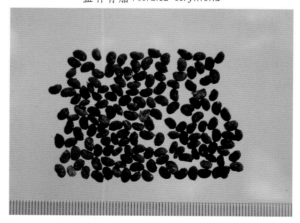

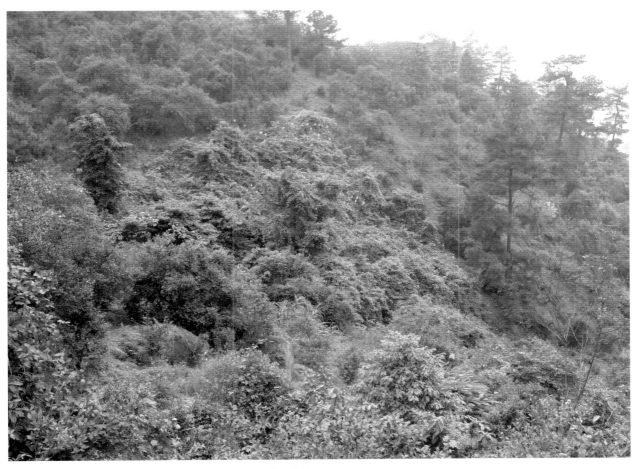

密花豆生境 *Spatholobus suberectus*

鸡血藤

鸡血藤 *Jixueteng*

⊙ 【来源】

鸡血藤为豆科(Leguminosae)植物密花豆的干燥藤茎。

⊙ 【原植物】

密花豆 *Spatholobus suberectus* Dunn　　别名：血藤，猪血藤，血龙藤。

攀援木质大藤本，长可达20～30m。枝圆柱形，灰绿色，老茎扁圆柱形，灰棕褐色，砍断后有鲜红色汁液流出。叶互生，近革质，叶柄较长，小叶3，小叶柄上面有一条纵槽，被疏短毛；顶生小叶片阔椭圆形，长12.5～22cm，宽7.5～15cm，先端短渐尖，基部圆楔形，全缘，上面绿色，下面淡绿色，侧生小叶偏斜卵形。圆锥花序生于枝顶的叶腋内，花萼筒状，萼片5，二唇形，肉质，上面2萼齿合生，两面均被淡黄色短柔毛；蝶形花冠黄白色，旗瓣肉质，近圆形，长约8mm，具爪，无耳；翼瓣同龙骨瓣，长约7mm，具爪及耳；雄蕊10，合生成二组，长约1cm；花柱稍向上弯，长约4mm，柱头小，头状，子房上位，密被白色短毛，长约5mm。荚果扁平，长8～11cm，顶端圆形。花期7月，果期8～10月。

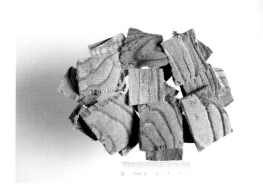

鸡血藤饮片 *Spatholobus suberectus*

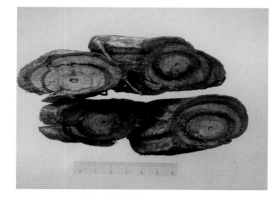

鸡血藤药材 *Spatholobus suberectus*

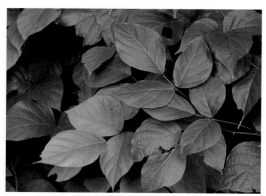

密花豆枝叶 *Spatholobus suberectus*

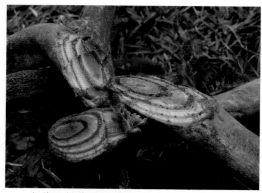

密花豆鲜藤茎切面 *Spatholobus suberectus*

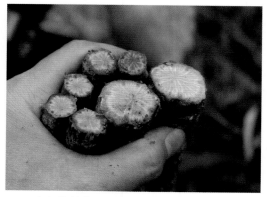

大血藤鲜藤茎切面 *Sargentodoxa cuneata*

⊙ 【生境分布】

生于林中、灌丛中或山谷林中。分布于福建、广东、广西、云南、贵州等省、自治区。

⊙ 【采收加工】

秋、冬二季采收藤茎，除去枝叶，切片或切成短段，晒干。

⊙ 【药材性状】

鸡血藤茎扁平板状圆形或圆柱形，多切成椭圆、长圆形或不规则的斜切片，厚0.2～3cm。栓皮灰棕色，有灰白色斑块，栓皮脱落处显红棕色。横切面韧皮部与木质部相间排列，呈3～8个偏心性环。韧皮部有红棕色至黑棕色的树脂分泌物，木部红棕色或棕色，有多数导管形成小孔；髓部偏向一侧。质坚硬。气微，味涩。

⊙ 【炮制及饮片】

除去杂质，洗净，润透，切碎，晒干。

⊙ 【性味功能】

味苦、甘，性温。有补血，活血，通络的功能。

⊙ 【主治用法】

用于月经不调，血虚萎黄，麻木瘫痪，风湿痹痛。用量9～15g。

混 伪 品

本品易与大血藤科植物大血藤 *Sargentodoxa cuneata* 混淆。参见"大血藤"项。

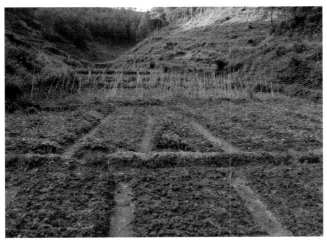

鸡骨草种植园 Abrus cantoniensis

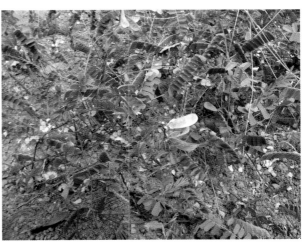

鸡骨草果枝 Abrus cantoniensis

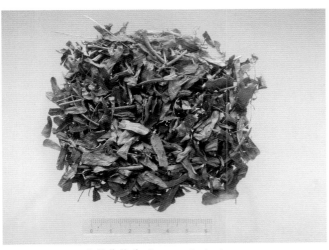

鸡骨草饮片 Abrus cantoniensis

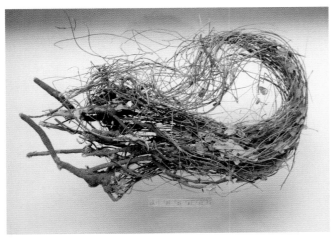

鸡骨草药材 Abrus cantoniensis

鸡骨草

鸡骨草 Jigucao

⊙【来源】

鸡骨草为豆科(Leguminosae)植物鸡骨草的干燥全株。

⊙【原植物】

鸡骨草 *Abrus cantoniensis* Hance 别名：广州相思子，大黄草，红母鸡草。

小灌木，长45~100cm。根细长，有分枝；茎细。偶数羽状复叶互生，托叶线状披针形；小叶8~12对，膜质，长圆形或倒卵形，长6~12mm，宽4~6mm，先端平截，有小尖头，基部宽楔形或圆形，上面被疏毛，下面被紧贴的粗毛，小脉在两面均凸起；小叶柄极短。总状花序腋生，总轴密被棕黄色柔毛，花3~5朵聚生于花序的短枝上，花长6~8mm；花萼黄绿色，杯状；花冠淡紫红色，旗瓣宽椭圆形，翼瓣狭，龙骨瓣弓形；雄蕊9，花丝合生成一管，第10个雄蕊缺。荚果长圆形，扁平，先端有喙，长2.5~3cm。种子4~6，长圆形，扁平，褐黑色，光滑。花期8月。

⊙【生境分布】

生于旱坡地区的灌丛边或草丛中；分布于广东、广西等地。

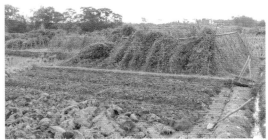

毛鸡骨草种植园 *Abrus mollis*

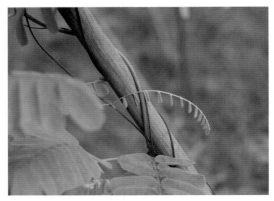

毛鸡骨草(叶大藤粗者 *Abrus mollis*),
鸡骨草 (叶小藤细者 *Abrus cantoniensis*)

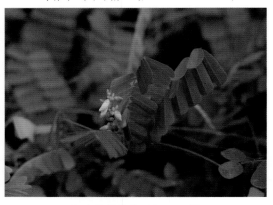

毛鸡骨草花枝 *Abrus mollis*

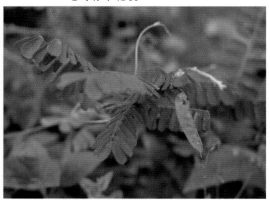

毛鸡骨草果枝 *Abrus mollis*

⊙【采收加工】

全年均可采挖，除去泥沙及荚果，晒干。

⊙【药材性状】

根圆柱形或圆锥形，有分枝，长短不一，直径0.3～1.5cm；灰棕色，粗糙，有瘤状突起，质硬。根茎结节状，长1～2cm。茎丛生，长45～100cm，直径1～2mm，灰棕色至紫褐色，小枝疏生茸毛。双数羽状复叶互生，小叶长圆形，长0.6～1.2cm，宽4～6mm，下面有伏毛。气微，味微苦。

⊙【炮制及饮片】

除去杂质及荚果，切段。

⊙【性味功能】

味微甘，性凉。有清热利湿，舒肝止痛，活血散瘀的功能。

⊙【主治用法】

用于慢性肝炎，肝硬化腹水，胃痛，小便刺痛，风湿骨痛，跌打损伤，毒蛇咬伤，乳腺炎。用量30～60g。

混 伪 品

同科植物毛鸡骨草 *Abrus mollis* 常与鸡骨草混淆。与鸡骨草的主要区别点：缠绕藤本，全株密被黄色长柔毛。小叶11～16对，顶端1对为倒卵形，长12～24mm，宽5～8mm，小脉不明显。荚果长3.5～4.5cm，宽8～9mm。种子6～8，卵形，暗褐色。

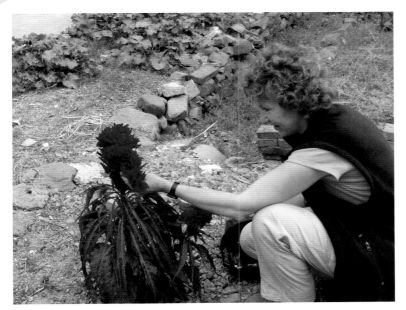

英国专家 Christine Leon 顾问考察鸡冠花 *Celosia cristata*

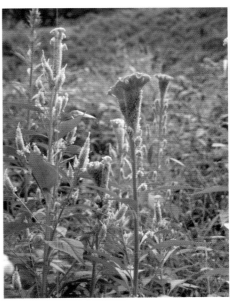

鸡冠花花枝(黄花)*Celosia cristata*

鸡冠花

鸡冠花 Jiguanhua

鸡冠花花枝(红花)*Celosia cristata*

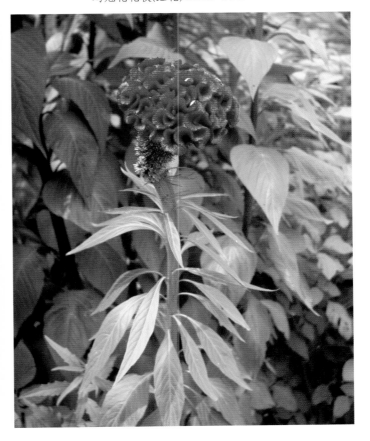

⊙【来源】

鸡冠花为苋科（Amaranthaceae）植物鸡冠花的干燥花序。

⊙【原植物】

鸡冠花 *Celosia cristata* L. 别名：鸡冠头花，鸡骨子花，鸡公花。

一年生草本，高60~90cm。植株无毛。茎直立，粗壮，绿色或带红色，有纵棱条。单叶互生，叶柄红色；叶长椭圆形至卵状披针形，长5~13cm，宽3.5~6.5cm，先端渐尖，基部狭狭成叶柄，全缘。穗状花序，生于茎的先端或分枝末端，扁平鸡冠状，上部有多数条状小鳞片，中部以下密生多数小花；苞片、小苞片、花被紫红色、红色、淡红色、黄色、黄白色或白色等；花密生，每花苞片3；花被片5，椭圆状卵形至广披针形，长5~8mm，先端尖，干膜质，透明；雄蕊5，花丝下部合生成杯状。子房上位，柱头2浅裂。胞果卵形，

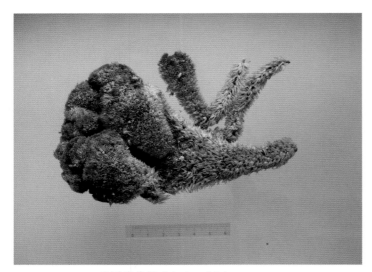

鸡冠花药材 *Celosia cristata*

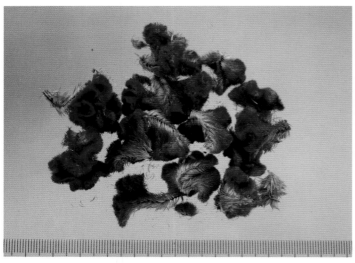

鸡冠花饮片 *Celosia cristata*

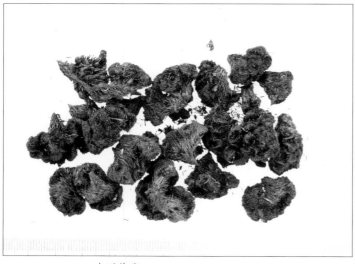

鸡冠花炭 *Celosia cristata*

成熟时盖裂。种子细小,扁圆形或肾形,黑色,2至数粒包于宿存的花被内。花期7~9月。果期9~10月。

⊙【生境分布】

多栽培。分布于全国各地区。

⊙【采收加工】

8~10月花盛开,花序充分膨大时采收,剪下全部花序,晒干。

⊙【药材性状】

为带有短茎段扁平而肥厚的穗状花序,上部多扩大肥厚皱折,边缘波形,形似鸡冠,密生线状绒毛,上部密生细小线状鳞片,下部常有岐出穗状花序,长5~10cm,宽5~12cm,紫色、红色或黄白色等;中部以下密生多数小花,各小花有膜质苞片及花被片。成熟果实盖裂,种子黑色,有光泽,细小,圆形或稍肾形。体轻,质柔韧。气微,味淡。

⊙【炮制及饮片】

鸡冠花:除去杂质及残茎,切段。

鸡冠花炭:取净鸡冠花,置热锅内,用武火炒至焦黑色时,熄灭火星,取出,晾干。

⊙【性味功能】

味甘,性凉。有清热利湿,凉血,止血,止带,止痢的功能。

⊙【主治用法】

用于吐血,咳血,痔疮出血,崩漏,赤白痢疾,赤白带下,血淋,产后瘀血腹痛等病。用量10~15g。

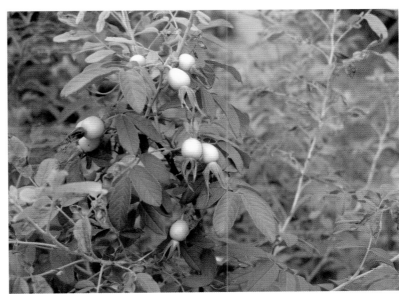

玫瑰果枝 *Rosa rugosa*

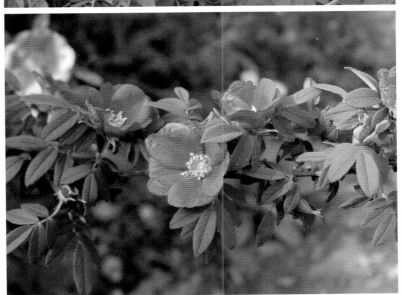

玫瑰花枝 *Rosa rugosa*

玫瑰花

玫瑰花　Meiguihua

⊙【来源】

玫瑰花为蔷薇科(Rosaceae)植物玫瑰的干燥花蕾。

⊙【原植物】

玫瑰 *Rosa rugosa* Thunb. 别名：红玫瑰，刺玫瑰。

灌木，高约2m。茎粗壮，多分枝，小枝密生短绒毛，疏生腺毛及皮刺。单数羽状复叶，互生；叶柄和叶轴疏生小皮刺及刺毛；托叶2，附着于总叶柄上，披针形，无锯齿，边缘有腺点。小叶5~9，长椭圆形或椭圆形，长2~5cm，宽1~2cm，先端尖或钝，基部圆形或宽楔形，边缘有钝锯齿，上面暗绿色，光亮，多皱，下面密生柔毛及腺体。花单生或2~3朵簇生；花梗长3~5cm，有绒毛、腺毛及刺；花托及花萼有腺毛；萼片5，长尾状尖，内面及边缘有线状毛；花瓣5或重瓣，紫红色；雄蕊多数，着生于花托边缘的花

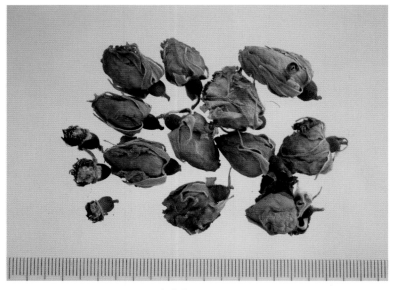

玫瑰花 *Rosa rugosa*

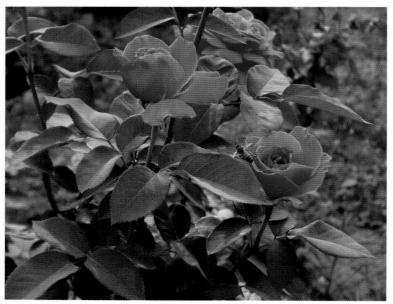

月季花枝 *Rosa chinensis*

盘上；雌蕊多数，包于花托内。聚合果扁球形，直径2～2.5cm，暗橙红色，内有多数小瘦果，萼片宿存。花期5～8月。果期8～9月。

⊙【生境分布】

生于低山丛林及沟谷中或栽培于庭园。全国各地普遍栽培。

⊙【采收加工】

4～6月间，当花蕾将开放时，分批采收，摊放薄层，用文火烘干或晒干。

⊙【药材性状】

玫瑰呈球形或不规则团状，直径1.5～2cm。花托半球形，与花萼基部合生；萼片5，披针形，黄绿色或棕绿色，被有细柔毛；花瓣5或10，展平后宽卵形，呈覆瓦状排列，紫红色，有的黄棕色；雄蕊多数，黄褐色。体轻，质脆，气芳香浓郁，味微苦涩。

⊙【性味功能】

味甘、微苦，性温。有舒肝理气，和血调经，止痛的功能。

⊙【主治用法】

用于肝胃气痛，新久风痹，吐血咯血，月经不调，赤白带下，赤白痢疾，乳痛肿痛，跌扑损伤等。用量3～6g。

混伪品

同科植物月季 *Rosa chinensis* 的干燥花蕾为中药月季花，该植物叶片光亮，不皱；雌蕊多数，花柱外伸，约与雄蕊等长的特征可与玫瑰区别。参见"月季花"。

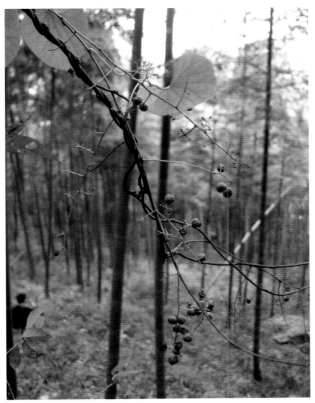

青藤果枝 Sinomenium acutum

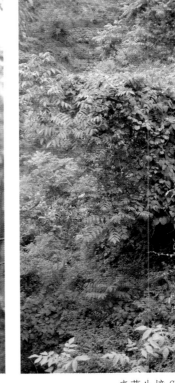

青藤生境 Sinomenium acutum

青风藤

青风藤 Qingfengteng

⊙ 【来源】

青风藤为防己科（Menispermaceae）植物青藤的干燥藤茎。

⊙ 【原植物】

青藤 Sinomenium acutum (Thunb.) Rehd et Wils. 别名：青风藤，风龙。

多年生木质落叶藤本。枝条圆形，灰褐色，有光泽，无毛，具纵行的细沟纹。单叶互生，叶形变化大，广卵形或3～5～7浅裂，长7～12cm，宽5.5～12cm，先端渐尖或钝圆，基部心形、截形或圆形，全缘，上面浓绿色，具光泽，无毛，下面灰绿色，无毛或微具稀疏短毛，基出脉5～7，支脉网状，厚纸质；叶柄基部有略膨大的关节。雄花序长13～20cm，雌花序长8～20cm，花序被黄色细柔毛，花柄基部有一枚三角形苞片，背面密生细柔毛，花小，淡绿色；雄花萼淡黄色，具面具细柔毛；花瓣6，肉质，光滑，先端波状，内卷；雌花与雄花相似，具退化雄蕊9。核果扁球形，蓝黑色，长5～6mm，宽约4mm，内果皮扁平，马蹄形，两侧中央下陷而近圆形，边缘凸出，具众多小瘤状突起，背部隆起。花期6～7月，果期8～10月。

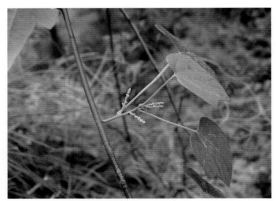

青藤花枝 Sinomenium acutum

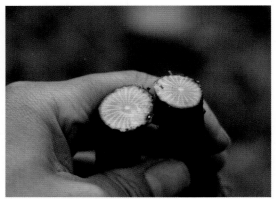

青藤鲜藤茎切面 Sinomenium acutum

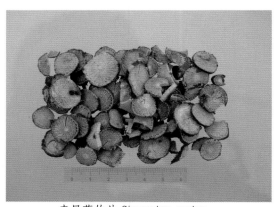

青风藤饮片 Sinomenium acutum

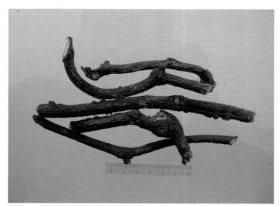

青风藤药材 Sinomenium acutum

⊙【生境分布】

　　青藤生于山坡、丘陵地带，分布于陕西、河南、湖北、湖南、江苏、安徽、浙江、江西、福建、四川、贵州、云南等省自治区。

⊙【采收加工】

　　秋末冬初采割藤茎，扎成把或切长段，晒干。

⊙【药材性状】

　　青风藤呈长圆柱形，常微弯曲，长20~70cm或更长，直径0.5~2cm。绿褐色至棕褐色，有的灰褐色，有细纵纹及皮孔。节部稍膨大，有分枝。体轻，质硬而脆，易折断，断面不平坦，灰黄色或淡灰棕色，皮部窄，木部射线呈放射状排列，髓部淡黄白色或黄棕色。气微，味苦。

⊙【炮制及饮片】

　　除去杂质，略泡，润透，切厚片，干燥。

⊙【性味功能】

　　味苦、辛，性平。有祛风湿，通经络，利小便的功能。

⊙【主治用法】

　　用于风湿痹痛，关节肿胀，麻痹瘙痒。用量6~12g。

混 伪 品

　　《中华人民共和国药典》记载，青风藤为防己科植物青藤及毛青藤 Sinomenium acutum var. cinereum 的干燥藤茎，《中国高等植物》将毛青藤修订为青藤的异名。

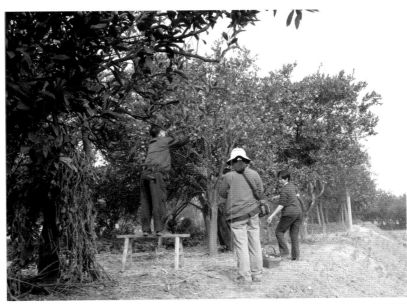

橘的种植园 *Citrus reticulata*

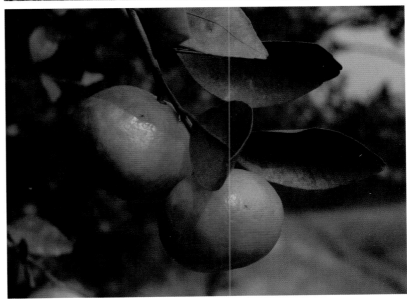

橘的果枝 *Citrus reticulata*

青皮

青皮 Qingpi

⊙【来源】

青皮为芸香科(Rutaceae)植物橘及其栽培变种的干燥幼果或未成熟果实的果皮。栽培变种主要有茶枝柑 *Citrus reticulata* 'Chachi'（广陈皮）、大红袍 *Citrus reticulata* 'Dahongpao'、温州蜜柑 *Citrus reticulata* 'Unshiu'、福橘 *Citrus reticulata* 'Tangerina'。

⊙【原植物】

橘 *Citrus reticulata* Blanco 参见"陈皮"。

⊙【生境分布】

参见"陈皮"。

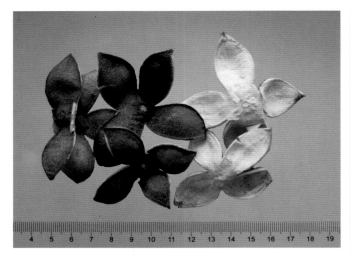

四花青皮 Citrus reticulata

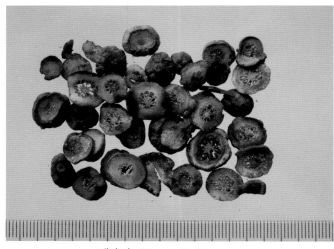

醋青皮 Citrus reticulata

⊙【采收加工】

　　5~6月收集自落的幼果，晒干，习称"个青皮"；7~8月采收未成熟的果实，在果皮上纵剖成四瓣至基部，除尽瓤瓣，晒干，习称"四花青皮"。

⊙【药材性状】

　　四花青皮：果皮剖成4裂片，裂片长椭圆形，长4~6cm，厚0.1~0.2cm。外表面灰绿色或黑绿色，密生多数油室；内表面类白色或黄白色，粗糙，附黄白色或黄棕色小筋络。质稍硬，易折断，断面外缘有油室1~2列。气香，味苦、辛。

　　个青皮：呈类球形，直径0.5~2cm。表面灰绿色或黑绿色，微粗糙，有细密凹下的油室，顶端有稍突起的柱基，基部有圆形果梗痕。质硬，断面果皮黄白色或淡黄棕色，厚0.1~0.2cm，外缘有油室1~2列。瓤囊8~10瓣，淡棕色。气清香，味酸、苦、辛。

⊙【炮制及饮片】

　　除去杂质，洗净，闷润，切厚片或丝，晒干。
　　醋青皮：取青皮片或丝，加醋拌匀，闷透，置锅内，炒微黄色时，取出，放凉。一般每100kg青皮用醋15kg。

⊙【性味功能】

　　味苦、辛，性温。有疏肝破气，消积化滞的功能。

⊙【主治用法】

　　用于胸胁胀痛，疝气，乳核，乳痈，食积腹痛。用量3~9g。

个青皮药材 Citrus reticulata

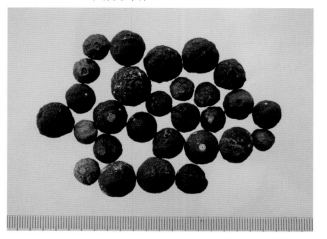

个青皮饮片 Citrus reticulata

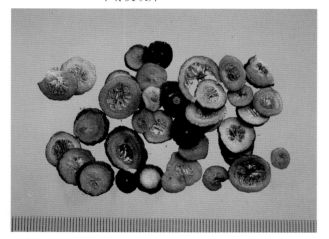

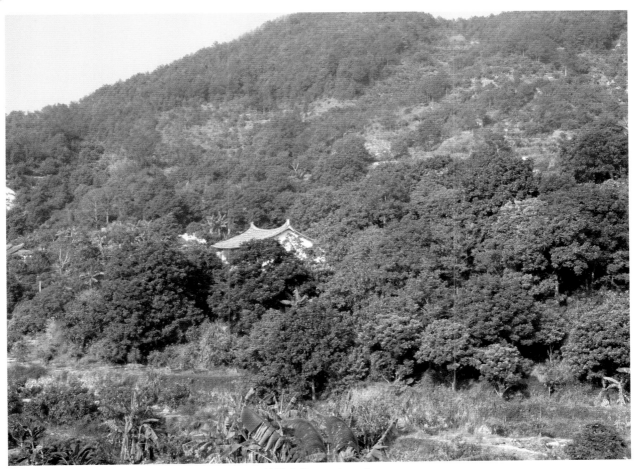

橄榄生境 *Canarium album*

青果

青果 Qingguo

⊙【来源】

青果为橄榄科(Burseraceae)植物橄榄的果实。

⊙【原植物】

橄榄 *Canarium album* (Lour.) Raeusch. 别名：橄榄子、青果。

常绿乔木，高达20m，树干粗壮，树皮灰褐色，有粘性芳香树脂。幼芽、新枝、叶柄及叶轴有短毛。单数羽状复叶互生，长15～30cm，小叶9～15，对生，革质，椭圆状披针形，长6～15cm，宽2.5～5cm，先端渐尖，基部偏斜，全缘，网脉明显有小窝点。圆锥花序顶生或腋生，与叶等长或稍短。花小，两性或杂性；花梗短，萼杯状，3浅裂，少有5裂，花瓣3～5，白色，倒卵形，芳香，先端钝；雄蕊6，基部合生成管状，生于花盘边缘，花盘肉质，有柔毛，花丝短粗；子房上位，3室。核果卵状纺锤形，长约3cm，直径1.3～2cm，初为青绿色或黄绿色，后变黄白色。果核坚硬，两端钝尖，有棱槽。种子1～3枚。花期5～7月。果期8～10月。

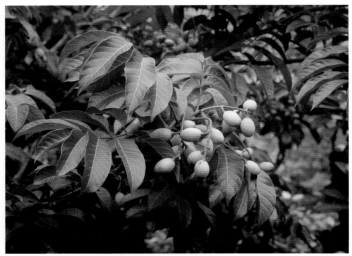

橄榄果枝 *Canarium album*

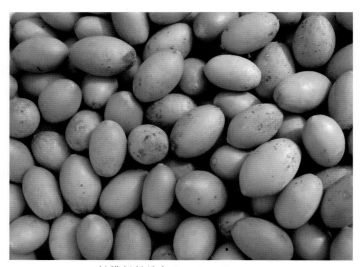

橄榄新鲜果实 *Canarium album*

⊙【生境分布】

栽培于杂木林中或山坡上。分布于福建、台湾、广东、广西、海南、四川及云南等省区。

⊙【采收加工】

秋季果实成熟后采摘，晒干或阴干，或用盐水浸渍或开水烫后，晒干。

⊙【药材性状】

果实纺锤形，两端钝尖，长2.5～4cm，直径1～1.5cm。棕黄色或黑褐色，有不规则深皱纹。果肉灰棕色或棕褐色。果核梭形，质硬，暗红棕色，有纵棱3条，各有2条弧形弯沟，破开内分3室，各有种子1粒。种皮黄色，紧附于内果皮上。内种皮红棕色，膜质，胚乳薄，紧贴种皮上，内有白色子叶2。气无，果肉味涩，久嚼微甜。

⊙【炮制及饮片】

除去杂质，洗净，晒干。用时打碎。

⊙【性味功能】

味甘、涩、酸，性平。有清热，利咽，生津，解毒的功能。

⊙【主治用法】

用于咽喉肿痛，咳嗽，烦渴，肠炎腹泻，癫痫，鱼、蟹、酒中毒等症。用量4.5～9g。

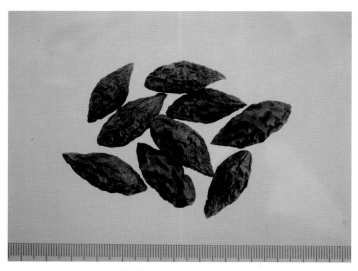

青果 *Canarium album*

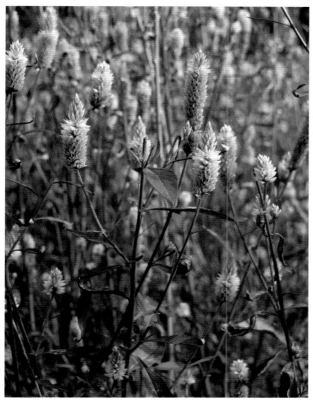

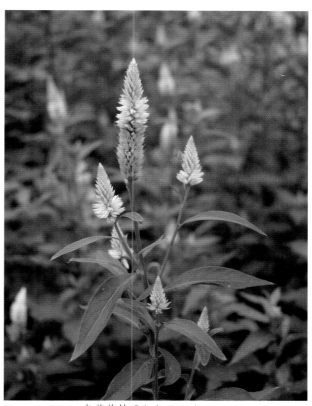

青葙果枝 *Celosia argentea*

青葙花枝 *Celosia argentea*

青葙子

青葙子　Qingxiangzi

⊙【来源】

青葙子为苋科(Amaranthaceae)植物青葙的干燥成熟种子。

⊙【原植物】

青葙 *Celosia argentea* L. 别名：野鸡冠花、狼尾巴。

一年生草本，高 30～100cm。茎直立，多分枝，绿色或紫红色，有条纹。叶互生，纸质，披针形或长圆状披针形，长 5～9cm，宽 1～3cm，先端渐尖，基部狭，下延成叶柄，全缘。穗状花序圆锥状或圆柱状，顶生或腋生，长 3～10cm。花甚密，苞片、小苞片披针形，干膜质，白色。花被片 5，长圆状披针形，初为淡白色，顶端淡红色，后变为银白色；雄蕊 5，花丝基部合生成杯状，花药粉红色。子房长圆形，1 室，胚珠多数，柱头 2 裂。胞果卵状椭圆形，盖裂，包于宿存花被片内，种子多数，扁圆形，黑色，有光泽。花期 5～7 月。果期 8～9 月。

⊙【生境分布】

生于坡地、路旁干燥向阳处。分布于全国各地，也有栽培。

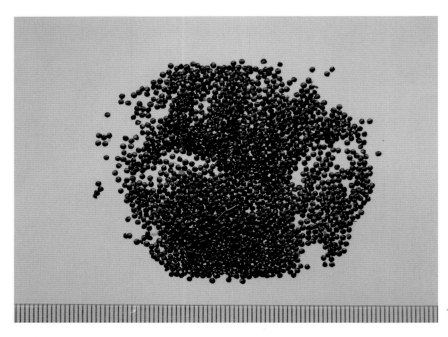

青葙子 Celosia argentea

⊙【采收加工】

秋季果实成熟时采割植株或摘取果穗，晒干，收集种子，除去杂质。

⊙【药材性状】

种子扁圆形，中间微隆起，直径1～1.5mm。黑色或红黑色，平滑有光亮，有细网状花纹，侧面微凹处有种脐，顶端有丝状花柱。种皮薄而脆，易破碎，内有近白色胚乳。气无，味淡。

⊙【性味功能】

味苦，性微寒。有清肝，明目，退翳，降血压的功能。

⊙【主治用法】

用于目赤肿痛，角膜炎，角膜云翳，虹膜睫状体炎，肝火眩晕，高血压，鼻衄，皮肤风热瘙痒，疥癣等症。用量9～15g。青光眼患者，瞳孔散大者禁用。

混伪品

同科植物鸡冠花 Celosia cristata 的干燥成熟种子与青葙子十分相象，应注意区别。参见"鸡冠花"

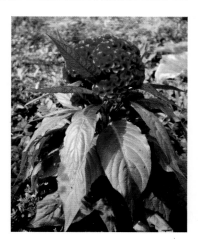

鸡冠花花枝 Celosia cristata